Atención al enfermo de Alzheimer

SSCG0028 Servicios Socioculturales y a la Comunidad

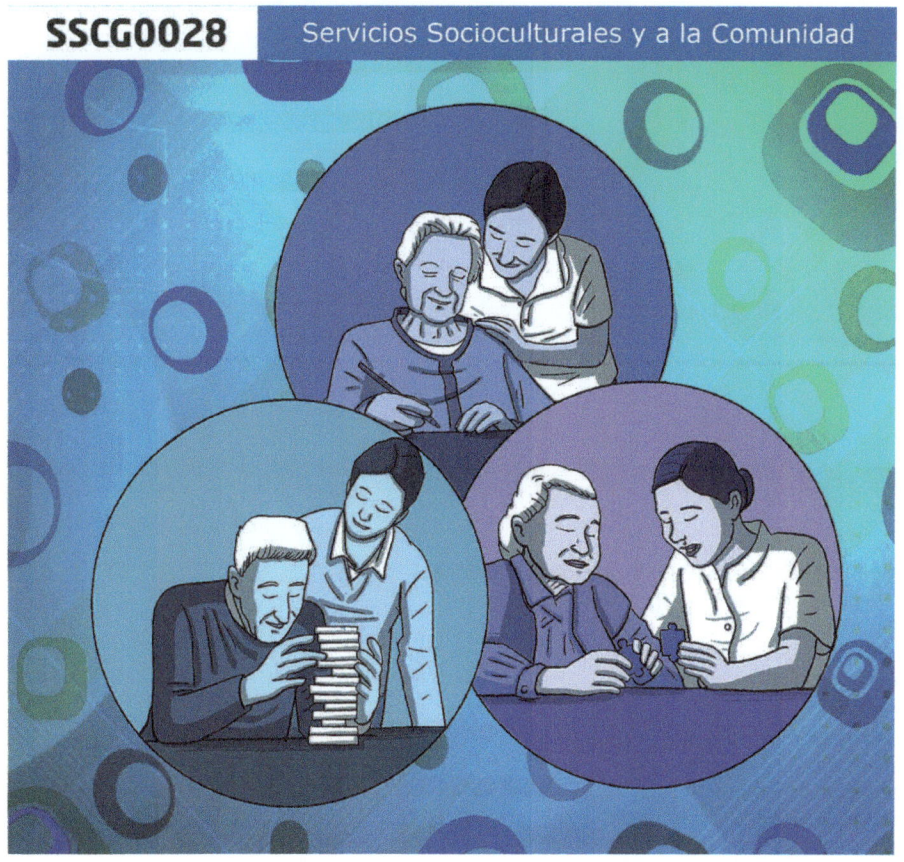

EF/SSCG0028/DIC/24

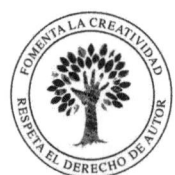

© Centro de Estudios ADAMS. Ediciones Valbuena
C/ Narciso Serra, 14
28007 Madrid
adamsediciones@adams.es
www.adams.es

ISBN: 978-84-1077-231-1
Depósito legal: M-682-2025
Editado en diciembre de 2024
Imprime: Ediciones Valbuena, S.A.
Impreso en España. Printed in Spain

Presentación

Comprometidos por ofrecer una propuesta formativa ajustada a las necesidades de la sociedad y del mercado de trabajo, Ediciones Valbuena presenta este manual para la Especialidad formativa de **Atención al enfermo de Alzheimer**, perteneciente a la Familia profesional de **Servicios socioculturales y a la comunidad**.

Esta **Especialidad Formativa**, con una duración asociada de 20 horas, se integra en el Catálogo de especialidades con el código **SSCG0028**.

En la elaboración de los contenidos hemos pretendido diseñar actividades socio-culturales, y ponerlas en práctica, en función de los distintos colectivos.

En nuestra página web **www.adams.es** estarás al día de todo en cuanto a información sobre cursos, productos y servicios se refiere, además tendrás la opción de dirigirnos cualquier consulta o sugerencia a través de **adams@adams.es**

Esperando haber cumplido el objetivo propuesto, te expresamos nuestros mejores deseos de éxito.

Ediciones Valbuena

ÍNDICE

ICONOS DE INFORMACIÓN

Definición

Recuerda

Importante

Nota

Resumen

Más información

UNIDAD DIDÁCTICA 1

Criterios para el diagnóstico

Contenido & Objetivos

Presentación al curso

Introducción

1. Alzheimer y otras demencias (trastornos orgánicos)

2. Manifestaciones de la enfermedad de Alzheimer

3. Diagnóstico de la enfermedad de Alzheimer

Los **objetivos** de esta unidad son:

1. Diferenciar la enfermedad de Alzheimer de otros trastornos orgánicos.

2. Identificar los síntomas de aparición de la enfermedad.

3. Conocer los criterios para realizar el diagnóstico de la enfermedad de Alzheimer.

Presentación al curso

El Alzheimer es un tipo de demencia que causa problemas con la memoria, el pensamiento y el comportamiento.

Se caracteriza por una pérdida progresiva de la memoria y de otras capacidades mentales, a medida que las células nerviosas mueren y diferentes zonas del cerebro se atrofian.

Los síntomas más habituales son: deterioro cognitivo; desorientación temporo-espacial; dificultad para expresarse y dificultad para realizar actividades de la vida cotidiana.

Los síntomas generalmente se desarrollan lentamente y empeoran con el tiempo, hasta que son tan graves que interfieren con las tareas cotidianas.

Existen tres fases o grados de evolución: la fase ligera, moderada y severa.

Para controlar los síntomas de la enfermedad de Alzheimer, existen terapias no farmacológicas basadas en la estimulación física y cognitiva que hacen retrasar el deterioro del enfermo, ya que les ayuda a preservar durante más tiempo sus capacidades y que, por tanto, sean más independientes.

Las personas cuidadoras de personas con Alzheimer deben de cuidarse. Por este motivo, es fundamental fomentar aspectos como el autocuidado y el bienestar emocional.

Introducción

La enfermedad de Alzheimer es una enfermedad neurodegenerativa del sistema nervioso central que constituye la principal causa de demencia en personas mayores de 60 años. Se caracteriza por una pérdida progresiva de la memoria y de otras capacidades mentales, a medida que las células nerviosas mueren y diferentes zonas del cerebro se atrofian. Se desconocen las causas, si bien se sabe que intervienen factores genéticos.

1. Alzheimer y otras demencias (trastornos orgánicos)

1.1. Concepto de demencia

 La demencia es un estado clínico, caracterizado por una pérdida de funciones cognitivas, que es capaz de afectar las actividades funcionales del paciente de forma suficientemente significativa como para interferir con su vida social o laboral normal.

⇨ El diagnóstico de demencia supone una disminución de las capacidades cognitivas del sujeto en relación con un nivel previo.

⇨ La prevalencia global de demencias oscila entre el 5-10% y aumenta de forma exponencial a partir de los 65 años.

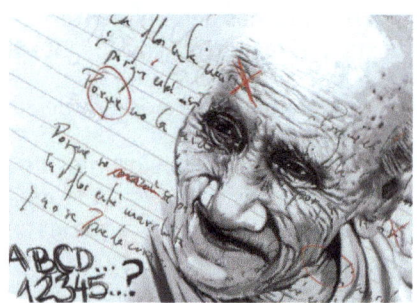

1.2. Clasificación etiológica de las demencias

1.2.1. Demencias degenerativas

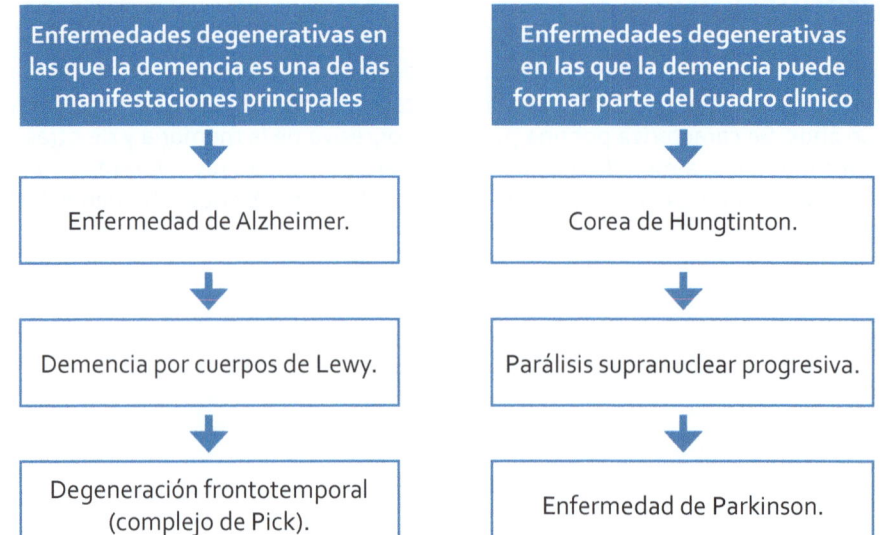

Enfermedades degenerativas en las que la demencia es una de las manifestaciones principales	Enfermedades degenerativas en las que la demencia puede formar parte del cuadro clínico
Enfermedad de Alzheimer.	Corea de Hungtinton.
Demencia por cuerpos de Lewy.	Parálisis supranuclear progresiva.
Degeneración frontotemporal (complejo de Pick).	Enfermedad de Parkinson.

1.2.2. Demencias vasculares

Las demencias vasculares se clasifican en:

⇨ Isquémicas:

- Demencia multiinfarto.

- Otras: demencia por infarto estratégico, demencia por enfermedad de pequeño vaso, angiopatía hipertensiva y arterioesclerótica, etc.

⇨ Isquémico-hipóxicas.

⇨ Hemorrágicas: hemorragia subaracnoidea, hematoma cerebral.

1.2.3. Demencias secundarias

Las demencias secundarias se clasifican en:

⇨ Demencias de origen endocrino-metabólico: hipoglucemia crónica, hipotiroidismo, degeneración hepatolenticular.

⇨ Demencias de origen carencial: déficit de vitamina B_{12}, déficit de niacina, déficit de tiamina.

⇨ Demencias de origen tóxico: demencia alcohólica, intoxicación por monóxido de carbono, plomo.

⇨ Demencias por mecanismos expansivos intracraneales.

⇨ Demencia asociada a carcinoma.

⇨ Demencia de origen infeccioso.

⇨ Demencia por priones: enfermedad de Creutzeldt-Jakob.

⇨ Demencia por enfermedad desmielinizante.

⇨ Demencia por alteraciones del colágeno y vasculares: lupus eritematoso sistémico, sarcoidosis, arteritis de la temporal.

⇨ Demencia por traumatismos craneales.

⇨ Demencias en enfermedades psiquiátricas.

⇨ Demencia asociada a epilepsia.

⇨ Demencia postradioterapia.

1.3. Sintomatología de la demencia

⇨ Alteración del nivel de conciencia: obnubilación y confusión.

⇨ Alteración de la afectividad: se aprecia labilidad emocional, pasando de la risa al llanto, pero sin contenido afectivo alguno. También pueden apreciarse estados depresivos.

⇨ Alteración del lenguaje: en la conversación del paciente puede aparecer disartria, lentitud, omisiones gramaticales.

⇨ Alteración de la memoria: esta, en ocasiones, es la primera manifestación de la enfermedad. Aparecen olvidos de forma progresiva de datos y tareas de la vida cotidiana del paciente.

⇨ Apraxias: la apraxia consiste en la incapacidad de llevar a cabo movimientos y gestos simples o escalonados, debido a lesiones cerebrales.

⇨ Trastornos perceptivos: el 20% de los pacientes presentan en algún momento alucinaciones, sobre todo visuales o auditivas.

⇨ Trastornos conductuales: el cambio más precoz es la exacerbación de los rasgos de personalidad previos. En fases avanzadas hay tendencia al aislamiento.

⇨ Trastornos del sueño: muy frecuentes y sin un patrón típico.

1.4. Niveles

En el proceso de una demencia, se diferencian tres niveles según su gravedad:

⇨ **Leve:** la capacidad para vivir independiente permanece conservada, con higiene personal adecuada y capacidad de juicio relativamente intacta.

⇨ **Moderada:** la capacidad de vivir independiente presenta dificultades y es necesaria una supervisión.

⇨ **Severa:** las AVDB (Actividades de la Vida Diaria Básicas), están tan alteradas que el paciente necesita supervisión continua o ayuda.

Según la fase en que se encuentre la evolución de la demencia, el paciente necesitará apoyo profesional de distinta intensidad.

1.5. Recomendaciones

⇨ **Actividad:** debemos intentar que el paciente se mantenga tan activo como sea posible. Intentaremos que continúe desarrollando tareas habituales y cotidianas, como ordenar su ropa y el resto de sus efectos personales. Además, debemos procurar que siga practicando sus pasatiempos favoritos, especialmente si estos implican el ejercicio de funciones cognitivas (como leer, escribir, etc.) o si conllevan la realización de actividad física (andar, nadar, etc.).

⇨ **Comunicación interpersonal:** en el ámbito de la comunicación interpersonal, debemos utilizar un lenguaje que, según el estadio en que se encuentre la enfermedad, permita que el paciente nos entienda cuando le hablamos. También debemos procurar prestarles la mayor atención y el tiempo necesario cuando él nos hable a nosotros para llegar a comprender lo que nos quiere decir.

Será de gran ayuda utilizar un lenguaje claro y poner en práctica las estrategias que favorezcan la efectividad de la comunicación; esto es, utilizar el lenguaje no verbal (miradas, sonrisas, gestos, posturas corporales, etc.) y evitar elementos que dificulten la comunicación (ruidos, etc.).

⇨ **Relaciones interpersonales:** mantener y fomentar las relaciones interpersonales del paciente y su participación: intentar integrarle en las conversaciones, hacerle partícipe de las actividades rutinarias que estamos desarrollando.

⇨ **Afecto:** resultarán muy beneficiosas para el paciente las muestras de afecto que le demos, a través de contacto físico, sonrisas, tono de voz amable, etc.

⇨ **Evitar la confusión:** evitar las situaciones que le puedan producir confusión: cambiar las cosas de sitio, trasladarle a lugares desconocidos, cambiar horarios y rutinas, etc.

⇨ **Orientación espacial y temporal:** utilizar estrategias que faciliten la orientación espacial y temporal del enfermo, como ayudas visuales para indicar los diferentes espacios del centro, calendarios accesibles a la vista para favorecer su ubicación en el tiempo, saludarles por la mañana diciendo el día de la semana que es y la hora (por ejemplo, "Buenos días, Alfredo. Hoy es jueves y son las 9 de la mañana").

⇨ **En fases avanzadas:** en fases avanzadas deberemos ser especialmente cuidadosos respecto a la seguridad física del paciente. Prestaremos especial atención a objetos que pudieran causarles daño de forma accidental (resbalar, tropezar, quemarse, etc.) o que pudieran ser utilizados por él para autoinfligirse un daño (objetos punzantes, productos tóxicos, etc.).

⇨ **Evitar riesgo de fuga:** también nos aseguraremos de que no haya riesgo de fuga del paciente. Debemos tener en cuenta que si se marcha solo del centro muy probablemente no será capaz de regresar.

En este sentido, si es necesario, utilizaremos mecanismos de identificación que faciliten su localización en caso de que se extravíe.

⇨ **Higiene y vestimenta:** estaremos especialmente atentos a la higiene del paciente y a su vestimenta. En fases avanzadas puede no recordar que debe ducharse, afeitarse, vestirse, etc. por lo que debemos asegurarnos de que mantiene una higiene adecuada y de que la ropa que lleva sea acorde a la estación del año en la que estamos.

⇨ **Nutrición e hidratación:** la nutrición e hidratación del paciente cobrarán en esta fase también una importancia fundamental. Deberemos estar atentos a las ingestas de alimentos y líquidos que realiza, ya que es posible que no recuerde que debe comer y beber, lo que podría poner en grave riesgo su salud por una posible desnutrición o deshidratación. Prestaremos además una atención especial a sus evacuaciones, intentando siempre evitar el estreñimiento.

1.6. Otros síntomas de la demencia

a) **Dificultades de lenguaje**

- Afasia: incapacidad para expresarse por medio del lenguaje oral o escrito, o entender las palabras que se le dirigen.

- Dificultades en el habla: errores en los tiempos verbales, no recordar palabras, problemas para construir frases complejas, etc.

- Comprensión lectora: dificultades para entender lo que lee.

- Expresión: el paciente apenas inicia una conversación de forma espontánea, comete errores y confunde las palabras, sustituye algunas palabras por otras que suenan de forma parecida, etc.

b) **Dificultades en la orientación**

- Desorientación alopsíquica: desorientación en el tiempo (fecha) y en el espacio (lugar).

- Desorientación autopsíquica: el paciente no sabe quién es él mismo.

c) **Alteraciones psicológicas, desajustes emocionales y comportamentales**

- Agitación o irritabilidad.

- Pobre control de impulsos.

- Escasa tolerancia a la frustración.

- Apatía.

- Introversión.

- Indiferencia respecto a otras personas.

- Desinterés hacia el ambiente exterior.

- Alteraciones del apetito.

- Desequilibrios del ciclo sueño-vigilia.

- Conductas inapropiadas al contexto, como conductas desinhibidas o exhibicionistas.

- Alteraciones de tipo psicótico como los delirios y/o alucinaciones (generalmente son visuales y el paciente ve niños, animales o gente pequeña).

d) **Dificultades en la motricidad**

Apraxia: es el deterioro de la capacidad para llevar a cabo actividades motoras:

- Copia y dibujo.

- Escritura: espontánea y dictada.

- Ejecución espontánea de una tarea.

- Imitación de una tarea que presentemos.

- Actuación en tareas solicitadas por otra persona.

- Reconocimiento táctil.

e) **Dificultades en la percepción**

Agnosia: es la dificultad de reconocimiento e identificación de objetos, a pesar de que la función sensorial está intacta.

Las agnosias pueden ser visuales, auditivas, olfativas, etc., según la modalidad sensitiva de que se trate:

- Prosopagnosia: no reconocimiento de caras.

- Asterognosia o agnosia táctil: pérdida de la capacidad para reconocer las propiedades físicas de un objeto mediante el tacto.

Otros tipos de agnosias que implican el no reconocimiento de sonidos, melodías, ritmos, de personas, de objetos, colores, etc., por otra persona.

f) **Problemas de memoria (amnesia)**

- Fijación de contenidos.

- Recuerdo de imágenes y situaciones vividas, de información reciente y remota, etc.

- Reconocimiento.

- Capacidad de aprender nueva información.

g) **Problemas de atención**

- Concentración: atención mantenida en el tiempo.

- Fatiga.

- Velocidad de procesamiento de la información.

2. Manifestaciones de la enfermedad de Alzheimer

2.1. Introducción

Etiológicamente está producida por la aparición de placas seniles y nudos neurofibrilares que reducen la producción de acetilcolina. El diagnóstico se establece por exclusión con la historia clínica y pruebas complementarias descartando deterioro cognoscitivo relacionado con depresión.

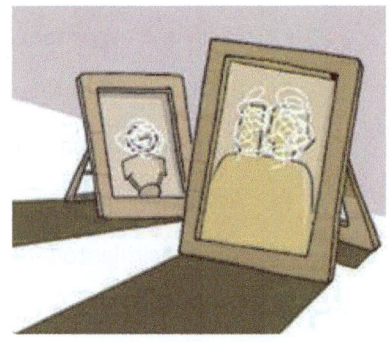

Afecta al 10% de los ancianos mayores de 65 años y es responsable del 50% de las demencias en ancianos. La queja más precoz (del paciente o de la familia) es la pérdida de memoria.

2.2. Primeros síntomas

Según la Fundación Alzheimer España, los diez primeros síntomas de la enfermedad de Alzheimer son:

⇨ Pérdida de memoria.

⇨ Repetición de preguntas a pesar de recibir respuesta.

⇨ Colocación de cosas en lugares equívocos.

⇨ Dificultad para recordar el nombre de objetos usuales.

⇨ Pérdida del sentido de la orientación con respecto al tiempo y o lugar.

⇨ Dificultad para realizar gestos simples y familiares.

⇨ Pérdida de interés y de motivación para las actividades que antes disfrutaba.

⇨ Dificultades para realizar tareas fáciles.

⇨ Cambios bruscos en el humor.

⇨ Dificultad para manejar objetos muy familiares.

 Es importante la detección prematura de la enfermedad. Mediante la detección temprana se pueden explorar tratamientos que podrían aliviar los síntomas y ayudar a mantener un nivel de independencia por más tiempo.

3. Diagnóstico de la enfermedad de Alzheimer

3.1. El diagnóstico diferencial

En un porcentaje pequeño de casos (menos del 15%), se identifica una demencia tratable o reversible. Los ejemplos más importantes son: encefalopatía inducida por medicamentos, depresión, enfermedad tiroidea, infecciones del sistema nervioso central, deficiencias de vitaminas y lesiones estructurales cerebrales.

Cuando se descartan estas condiciones, la mayoría de las causas del síndrome de demencia consisten en enfermedad de Alzheimer y demencia vascular.

Las siguientes características apoyan el diagnóstico de la enfermedad de Alzheimer:

⇨ Inicio insidioso y empeoramiento progresivo.

⇨ Importante afectación de la memoria en las fases iniciales de la enfermedad (en particular para la fijación y la evocación de material nuevo).

⇨ Inicio después de los 60 años.

⇨ Ausencia de signos focales o alteraciones de la marcha, sobre todo al inicio de la enfermedad.

⇨ Cuando se han excluido causas tratables del síndrome demencia.

3.2.   Principales exploraciones

Existen dos exámenes que pueden aportar elementos muy importantes para incrementar la probabilidad de diagnóstico:

a)   **El examen neuropsicológico**

Son baterías de test que evalúan el grado de la alteración de la memoria y de las otras funciones intelectuales. Lo realizan los neuropsicólogos.

b)   **La neuro-imagen**

El escáner o mejor, la imagen por Resonancia Magnética Nuclear (RMN) tienen como objetivo poner en evidencia las anomalías en la parte del cerebro más afectada por la enfermedad, la región del hipocampo.

La tomoscintigrafía, realizada después de inyectar un producto radiactivo, permite igualmente desvelar muy precozmente, el déficit en la perfusión sanguínea en estas regiones.

3.3.   Diagnóstico según el DSM-5

3.3.1.   Trastorno neurocognitivo mayor y leve

Una vez descartada una causa reversible de demencia se debe hacer el diagnóstico específico de la enfermedad de Alzheimer a través de criterios diagnósticos clínicos mediante los criterios del Manual Diagnóstico y Estadístico de las Enfermedades Mentales en su 5ª edición (DSM-5, de sus siglas en inglés "Diagnostic and Statistical Manual of Mental Disorders").

Actualmente el DSM-5 ha modificado drásticamente sus criterios, introduciendo ahora el concepto de Trastorno Neurocognitivo Mayor y Leve. Estos trastornos se diferencian entre sí en la intensidad de los síntomas y su repercusión en la funcionalidad del paciente.

El Trastorno Neurocognitivo Mayor (TNM) se caracteriza por un declive cognitivo significativo comparado con el nivel previo de rendimiento en uno o más dominios cognitivos (atención compleja, función ejecutiva, aprendizaje y memoria, lenguaje, habilidad conceptual motora o cognición social) basada en evidencia propia o de familiares y cuidadores, o documentada por alguna prueba neuropsicológica.

En el Trastorno Neurocognitivo Leve (TNL) el declive es moderado en comparación con el rendimiento previo del paciente. Además de cumplir con los criterios de TNM o TNL, la enfermedad de Alzheimer debe tener un inicio insidioso y una progresión gradual, y contar con los criterios de enfermedad de Alzheimer probable (como mutación genética asociada) o posible.

3.3.2. Criterios diagnósticos propuestos en el DSM-5

Veamos a continuación los criterios diagnósticos propuestos en el DSM-5 para trastorno neurocognitivo menor y mayor:

⇨ **Criterios diagnósticos propuestos en el DSM-5 para trastorno neurocognitivo menor**

a) Evidencia de un declive cognitivo modesto desde un nivel previo de mayor desempeño en uno o más de uno de los dominios cognitivos referidos:

- Preocupación del individuo, de un tercero informado o del facultativo con respecto a un declive modesto en las funciones cognitivas.

- Declive en el desempeño neuropsicológico, implicando un desempeño en los test del rango de una a dos desviaciones estándares por debajo de lo esperado en la evaluación neuropsicológica reglada o ante una evaluación clínica equivalente.

b) Los déficits cognitivos son insuficientes para interferir con la independencia (por ejemplo, actividades instrumentales de la vida diaria, tareas complejas como manejo de medicación o de dinero), pudiendo ser preciso esforzarse más, utilizar estrategias compensatorias o hacer una acomodación para mantener la independencia.

c) Los déficits cognitivos no ocurren exclusivamente en el contexto de un *delirium*.

d) Los déficits cognitivos no son atribuibles de forma primaria a la presencia de otros trastornos mentales (por ejemplo, trastorno depresivo mayor, esquizofrenia).

⇨ **Criterios diagnósticos propuestos en el DSM-5 para trastorno neurocognitivo mayor**

a) Evidencia de un declive cognitivo sustancial desde un nivel previo de mayor desempeño en uno o más de los dominios cognitivos referidos:

- Preocupación del individuo, de un tercero informado o del facultativo con respecto a un declive sustancial en las funciones cognitivas.

- Declive en el desempeño neuropsicológico, implicando un desempeño en los test del rango de dos o más desviaciones estándares por debajo de lo esperado en la evaluación neuropsicológica reglada o ante una evaluación clínica equivalente.

b) Los déficits cognitivos son suficientes para interferir con la independencia (por ejemplo, requieren asistencia para las actividades instrumentales de la vida diaria, tareas complejas como manejo de medicación o de dinero).

c) Los déficits cognitivos no ocurren exclusivamente en el contexto de un *delirium*.

d) Los déficits cognitivos no son atribuibles de forma primaria a la presencia de otros trastornos mentales (por ejemplo, trastorno depresivo mayor, esquizofrenia).

3.3.3. Trastorno neurocognitivo mayor o leve debido a la enfermedad de Alzheimer

A continuación, presentamos los criterios diagnósticos DSM-5 para la enfermedad de Alzheimer:

a) Se cumplen los criterios de un trastorno neurocognitivo mayor o leve.

b) Presenta un inicio insidioso y una progresión gradual del trastorno en uno o más dominios cognitivos (en el trastorno neurocognitivo mayor tienen que estar afectados por lo menos dos dominios).

c) Se cumplen los criterios de la enfermedad de Alzheimer probable o posible, como sigue:

Para el trastorno neurocognitivo mayor:

Se diagnostica la enfermedad de Alzheimer probable si aparece algo de lo siguiente; en caso contrario, debe diagnosticarse la enfermedad de Alzheimer posible.

1. Evidencias de una mutación genética causante de la enfermedad de Alzheimer en los antecedentes familiares o en pruebas genéticas.

2. Aparecen los tres siguientes:

   • Evidencias claras de un declive de la memoria y del aprendizaje, y por lo menos de otro dominio cognitivo (basada en una anamnesis detallada o en pruebas neuropsicológicas seriadas).

   • Declive progresivo, gradual y constante de la capacidad cognitiva sin mesetas prolongadas.

   • Sin evidencias de una etiología mixta (es decir, ausencia de cualquier otra enfermedad neurodegenerativa o cerebrovascular, otra enfermedad neurológica, mental o sistémica, o cualquier otra afección con probabilidades de contribuir al declive cognitivo).

Para el trastorno neurocognitivo leve:

Se diagnostica la enfermedad de Alzheimer probable si se detecta una evidencia de mutación genética causante de la enfermedad de Alzheimer mediante una prueba genética o en los antecedentes familiares.

Se diagnostica la enfermedad de Alzheimer posible si no se detecta ninguna evidencia de mutación genética causante de la enfermedad de Alzheimer mediante una prueba genética o en los antecedentes familiares, y aparecen los tres siguientes:

1. Evidencias claras de declive de la memoria y el aprendizaje.

2. Declive progresivo, gradual y constante de la capacidad cognitiva sin mesetas prolongadas.

3. Sin evidencias de una etiología mixta (es decir, ausencia de cualquier otra enfermedad neurodegenerativa o cerebrovascular, otra enfermedad neurológica o sistémica, o cualquier otra afección con probabilidades de contribuir al declive cognitivo).

d) La alteración no se explica mejor por una enfermedad cerebro vascular, otra enfermedad neurodegenerativa, los efectos de una sustancia o algún otro trastorno mental, neurológico o sistémico.

En la enfermedad de Alzheimer existe un trastorno de la memoria asociado a otras perdidas de las capacidades intelectuales (dificultades para expresarse y comunicarse adecuadamente, dificultades para comprender el significado de los objetos o de lo que se ve, desorientación, etc.) que perturba la organización de la vida diaria e impide llevar una vida familiar y social normal. En este sentido, la enfermedad de Alzheimer es una demencia.

Los diez primeros síntomas de la enfermedad de Alzheimer son:

1. Pérdida de memoria.

2. Repetición de preguntas a pesar de recibir respuesta.

3. Colocación de cosas en lugares equívocos.

4. Dificultad para recordar el nombre de objetos usuales.

5. Pérdida del sentido de la orientación con respecto al tiempo y o lugar.

25

6. Dificultad para realizar gestos simples y familiares.

7. Pérdida de interés y de motivación para las actividades que antes disfrutaba.

8. Dificultades para realizar tareas fáciles.

9. Cambios bruscos en el humor.

10. Dificultad para manejar objetos muy familiares.

Existen dos exámenes que pueden aportar elementos muy importantes para incrementar la probabilidad de diagnóstico:

⇨ El examen neuropsicológico.

⇨ La neuro-imagen.

UNIDAD DIDÁCTICA 2

Procesos de la enfermedad

Contenido & Objetivos

Los **objetivos** de esta unidad son:

1. Identificar las tres fases de la enfermedad de Alzheimer.

2. Diferenciar los síntomas de cada una de las fases de la enfermedad.

3. Conocer las actuaciones de los cuidadores en cada fase.

Introducción

Se estima que un enfermo de Alzheimer tiene un promedio de 10 a 12 años de vida después del diagnóstico.

Existen tres fases o grados de evolución: las fases ligera, moderada y severa.

La velocidad de evolución es muy variable de un enfermo a otro, pero siempre se hace hacia un declive. La sucesión de fases no es una regla estricta. Pueden existir periodos en los cuales el estado del enfermo permanece estacionario.

1. Fases de la enfermedad de Alzheimer

1.1. Conceptos previos

La enfermedad de Alzheimer produce un deterioro cognitivo progresivo. Se describen tres etapas o grados que sirven a los médicos para definir el estado del enfermo en el marco de la evolución: inicial, intermedia y terminal. También se conocen con los nombres de fase ligera, moderada y severa.

También son útiles para seleccionar el o los medicamentos.

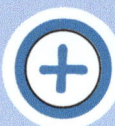 Los inhibidores de la colinestera se utilizan en las fases ligeras a moderadas.

1.2. Fase ligera

Se presenta una sintomatología ligera o leve, el enfermo mantiene su autonomía y solo necesita supervisión cuando se trata de realizar tareas complejas. Algunos pacientes son conscientes de las dificultades que tienen, lo que les genera frustración y ansiedad.

En esta fase se debe ir preparando a los familiares y al propio paciente de lo que está por venir, para que tomen las decisiones pertinentes sobre su futuro.

Debe hacerse el diagnóstico y valorarse el inicio del tratamiento con algunos fármacos, que podrían frenar la evolución de la enfermedad.

No se aconseja en esta etapa un cambio en el entorno habitual.

1.3. Fase moderada

Los síntomas son de gravedad moderada, en esta etapa el enfermo depende de un cuidador para realizar las tareas cotidianas.

⇨ Las alteraciones cognitivas son muy obvias y ya no existen dudas sobre su diagnóstico.

⇨ El paciente es incapaz de trabajar, se pierde y se muestra confuso con facilidad.

⇨ El lenguaje suele alterarse, sobre todo la capacidad de comprender lo que les decimos y la de dar nombre a los objetos.

⇨ Es incapaz de realizar actos motores secuenciales como vestirse, comer o copiar figuras geométricas.

⇨ Hay dificultad para hacer cálculos sencillos o determinar la hora. Son frecuentes también las alucinaciones y los delirios.

1.4. Fase severa

Se refiere a un estado avanzado y terminal de la enfermedad, el enfermo es completamente dependiente para todas las tareas básicas de la vida (es necesario que le den de comer, lo aseen, que lo muevan).

⇨ Pierden el contacto con el medio exterior y no pueden comunicarse ni responder a los estímulos externos.

⇨ A veces, tienen comportamientos desinhibidos, agresivos o pasivos.

⇨ Muchos enfermos no duermen por la noche y tienen periodos de agitación durante estas horas, en cambio duermen todo el día.

⇨ La rigidez muscular los conduce a una lentitud y torpeza de movimientos. Al final muchos pacientes están rígidos, mudos, no controlan los esfínteres y permanecen acostados.

⇨ Se aumentan los riesgos de complicaciones por infecciones, deshidratación, heridas por la inmovilización, desnutrición, etc., llevándolos a la muerte.

2. Sintomatología

2.1. Síntomas en la fase ligera

⇨ **Memoria**

El enfermo olvida sus citas, las llamadas telefónicas, el nombre de las personas (relaciones o amigos), los objetos familiares. Tiene dificultades para seguir una conversación, se equivoca en sus cuentas, no paga las facturas.

⇨ **Comportamiento**

Está sujeto a bruscos cambios de humor. Monta en cólera cuando se percata de que ha perdido el control sobre los elementos que le rodean. Tiene tendencia a aislarse en un entorno familiar que conoce bien: sale menos y no quiere ver a sus amigos.

⇨ **Lenguaje y comprensión**

Aunque el enfermo continúe razonando y comunicándose bien con los otros, tiene, sin embargo, problemas para encontrar las palabras precisas, sus frases son más cortas y mezcla ideas que no tienen relación directa entre sí.

⇨ **Coordinación de gestos espontáneos y movimientos corporales**

En esta fase, el enfermo todavía está bien. No se pierde y aún puede conducir, se viste solo y come bien.

⇨ **Actividades de la vida diaria**

Es capaz de realizarlas sin demasiados problemas, incluso sus actividades profesionales. De hecho, todavía no está afectado más que por pérdida de memoria.

2.2. Síntomas en la fase moderada

⇨ **Memoria**

La memoria se altera progresivamente. El enfermo olvida los sucesos recientes. No se acuerda de lo que acaba de comer. No puede asimilar o comprender los hechos nuevos: un matrimonio o el fallecimiento de un pariente.

Sin embargo, el recuerdo de hechos lejanos persiste, aunque los sitúe mal en el tiempo en que transcurrieron: el enfermo pide noticias de su madre fallecida recientemente o menciona a personas a las que no ha visto desde hace años.

⇨ **Comportamiento**

Este es el momento de las reacciones agresivas, desproporcionadas respecto al motivo que las ha desencadenado.

- Grita e incluso se vuelve agresivo si se insiste para que se bañe. Cuanto más depende de otros más se irrita.

- Su fatiga aumenta y no hace nada sin que se le estimule.

- Experimenta miedos injustificados: un ruido, una cortina que se mueve o una luz pueden desencadenarlos.

- Camina durante horas de un lado a otro.

- Se levanta durante la noche y prepara su maleta para volver a casa.

⇨ **Lenguaje y comprensión**

El conjunto de la comunicación con los demás se hace más difícil: habla menos, su vocabulario se empobrece, repite siempre las mismas palabras o las mismas frases durante horas. Cuando responde a las preguntas lo hace lentamente, buscando las palabras. No acaba las frases.

⇨ **Coordinación de gestos espontáneos y movimientos corporales**

- Sus gestos son imprecisos: se abrocha mal los botones, sostiene mal su tenedor o su cuchillo.

- Pierde el equilibrio.

- Se golpea con facilidad y las caídas son frecuentes.

- Se mueve lentamente y necesita que lo ayuden para ir a su habitación o al baño.

- Pueden aparecer movimientos anormales como temblores, contracturas musculares o convulsiones.

⇨ **Actividades de la vida diaria**

Su creciente confusión hace que le resulte cada vez más difícil enfrentarse a la vida diaria. No es capaz de elegir:

- Entre su ropa, pues se viste sin importarle cómo, y sin tener en cuenta la estación o los convencionalismos sociales.

- Entre los platos que ponen en la mesa.

- Entre las etapas habituales de su baño o ducha: ¿cuándo quitarse la ropa?,¿cuándo enjabonarse?, ¿cuándo secarse?

Por otro lado, pierde su autonomía ya que no puede conducir, ni viajar en metro o en autobús sin compañía. Se pierde incluso en un trayecto que le es familiar.

Puede dedicarse a actividades peligrosas para sí mismo y para los demás como abrir la llave del gas sin encenderlo, u olvidar su cigarrillo y prender fuego por accidente.

Es decir, el enfermo ha de ser vigilado las 24 horas del día, lo que significa que sus familiares deben prestarle atención constante.

2.3. Síntomas en la fase severa

⇨ **Memoria**

El enfermo olvida los hechos recientes y pasados. No reconoce a su cónyuge o a sus hijos. Sin embargo, conserva la memoria emocional. Se da cuenta de la persona que le cuida, le ayuda y le quiere. Este hecho debe estar siempre presente en la mente de quien se ocupa de él.

⇨ **Comportamiento**

Su humor es imprevisible: grita, llora, se agita. No reacciona coherentemente ante una situación, ni comprende una explicación.

⇨ **Lenguaje y comprensión**

El enfermo balbucea, repite palabras sin pies ni cabeza, y solo utiliza correctamente algunas palabras concretas. No comprende lo que se le dice.

⇨ **Coordinación de gestos espontáneos y movimientos corporales**

No controla sus gestos. No sabe levantarse, sentarse o andar. Le cuesta trabajo tragar. No controla los esfínteres y aparece incontinencia.

⇨ **Actividades de la vida diaria**

Han desaparecido totalmente. Con gran frecuencia permanece en la cama, lo que conduce a la aparición de llagas en los puntos de presión e infecciones respiratorias.

La muerte sobreviene generalmente debido a una enfermedad asociada (cáncer, accidente cardíaco o vascular cerebral), a veces como consecuencia de permanecer encamado (infecciones de las llagas, infecciones respiratorias y o urinarias...).

3. Actuaciones de los cuidadores

3.1. Actuación en la fase ligera

⇨ **Antes del diagnóstico**

Los miembros de la familia comienzan a percatarse de los cambios y pueden animar a su familiar a buscar asesoramiento.

⇨ **Después del diagnóstico**

Los familiares se dan cuenta del nuevo rol de cuidador que tienen que asumir.

Las actuaciones en esta fase serán:

• Proporcionar apoyo emocional durante el diagnóstico y cuando la persona está deprimida o ansiosa.

• Recordar y preguntar sobre hechos pasados, tareas, y otras cosas para ayudarle a mantener la independencia y la participación.

• Proporcionar ayudas para las actividades instrumentales (manejo de las cuentas personales, ir a la compra, etc.).

3.2. Actuación en la fase moderada

Los cuidadores se dan cuenta de su papel como supervisor:

⇨ Utilizar estrategias de comunicación para facilitar la comprensión.

⇨ Proporcionar ayuda para llevar a cabo el cuidado personal.

⇨ Proporcionar ayuda para otras actividades de la vida diaria tales como la preparación de la comida o el vestirse adecuadamente.

⇨ Responder y manejar correctamente las alteraciones conductuales y los comportamientos inapropiados.

3.3. Actuación en la fase severa

Se producen demandas de atención significativas hacia el cuidador, ya que la persona se vuelve completamente dependiente y pierde la capacidad de comunicar sus deseos y necesidades.

⇨ Proporcionar cuidados, apoyo y supervisión constantemente.

⇨ Proporcionar asistencia total para comer e ingerir líquidos.

⇨ Proporcionar un cuidado físico completo (ir al baño, asearse, vestirse y desplazarse).

⇨ Manejar los problemas comportamentales.

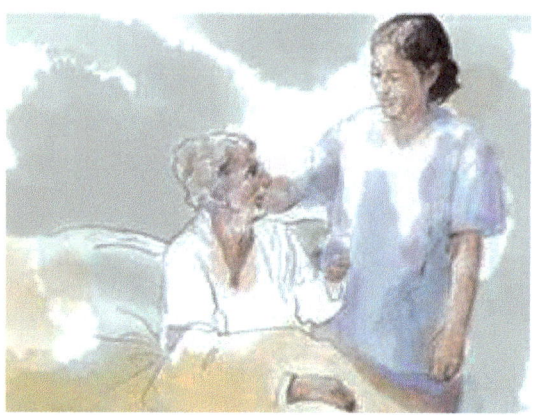

 Las características de cada fase de la enfermedad de Alzheimer son:

⇨ **Fase ligera:** se presenta una sintomatología ligera o leve, el enfermo mantiene su autonomía y solo necesita supervisión cuando se trata de realizar tareas complejas. Algunos pacientes son conscientes de las dificultades que tienen lo que les genera frustración y ansiedad.

⇨ **Fase moderada:** los síntomas son de gravedad moderada, en esta etapa el enfermo depende de un cuidador para realizar las tareas cotidianas.

⇨ **Fase severa:** se refiere a un estado avanzado y terminal de la enfermedad, el enfermo es completamente dependiente para todas las tareas básicas de la vida (es necesario que le den de comer, lo aseen y que lo muevan).

UNIDAD DIDÁCTICA 3

Cuidados y prevención que requieren los enfermos de Alzheimer

Contenido & Objetivos

Los **objetivos** de esta unidad son:

1. Diferenciar las técnicas de entrenamiento de la memoria, atención, orientación y razonamiento en las personas con Alzheimer y otras demencias.

2. Identificar los principales trastornos del lenguaje y comunicación de los enfermos de Alzheimer.

3. Conocer el tratamiento farmacológico recomendado para los enfermos de Alzheimer.

Introducción

En esta tercera unidad estudiaremos las siguientes técnicas de entrenamiento para los enfermos de Alzheimer:

⇨ Entrenamiento de la memoria.

⇨ Entrenamiento de la atención.

⇨ Entrenamiento de la orientación espacial, temporal y personal.

⇨ Entrenamiento del razonamiento.

⇨ La gestión de los trastornos del lenguaje y la comunicación

1. Técnicas y tipos de memoria

1.1. Concepto y tipos de memoria

 La memoria es la capacidad que permite aprender, guardar y recuperar información, así como utilizarla posteriormente.

La información se adquiere a través de los sentidos por medio de los procesos de atención y percepción, de modo que solo se deja pasar la información que es significativa, sin hacer caso a lo demás.

A la hora de almacenar la información se deben distinguir **tres tipos de memoria**:

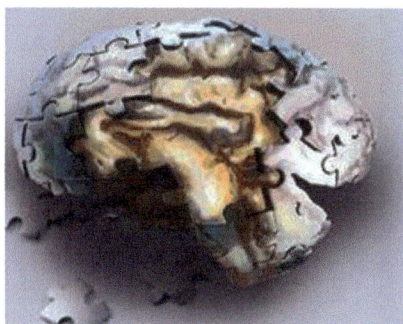

⇨ **Memoria inmediata o sensorial**

Se refiere al recuerdo de informaciones que se acaban de percibir. Se puede retener una gran cantidad de información pero de duración breve, solo el tiempo preciso para pasar al siguiente nivel o para desaparecer.

⇨ **Memoria reciente o a corto plazo**

Hace referencia a la memoria del presente, la que permite retener información nueva formando recuerdos. Una parte de esta información pasa al siguiente nivel y el resto se desecha.

⇨ **Memoria remota o a largo plazo**

La información contenida es relativamente permanente, aunque a veces puede resultar inaccesible. Se puede dividir en:

- Memoria semántica: almacena información relacionada con el conocimiento del mundo y el lenguaje.

- Memoria episódica: almacena hechos concretos y experiencias personales.

- Memoria procedimental: almacena información relacionada con las habilidades, por ejemplo, montar en bicicleta.

Las **técnicas de entrenamiento** de la memoria son un conjunto de procedimientos que se llevan a cabo para conocer el funcionamiento de la memoria y para poder incidir en el rendimiento de la misma.

Los objetivos del entrenamiento de la memoria son:

⇨ Ejercitar la memoria inmediata a través de la presentación de estímulos visuales y auditivos.

⇨ Optimizar la memoria reciente a través de la presentación de estímulos verbales y visuales.

⇨ Enseñar elementos emotivos que favorezcan la permanencia de los recueros lejanos.

⇨ Potenciar la orientación de la persona.

1.2. Estrategias de memoria

 Las estrategias de memoria son el conjunto de operaciones cognitivas utilizadas para mejorar el rendimiento y la eficacia en las diferentes fases de la memoria.

⇨ **De repetición**

Conforman las estrategias de elaboración de información más superficial. Contribuye, en cierta parte, al almacenamiento de información. Se consigue a través de tareas como la copia, el repaso, etc.

⇨ **De centralización**

Consiste en la extracción de la información fundamental con el objetivo de reducir la información que se debe almacenar, o lo que es lo mismo, sintetizar la información que será almacenada de manera definitiva. Entre estas estrategias se encuentra la realización de subrayado y esquemas.

⇨ **De organización**

Consiste en la realización de una modificación o integración de la información que se debe recordar en unidades más pequeñas, pero con un significado que facilita la retención. Entre estas estrategias se encuentra el agrupamiento, la categorización y la jerarquización.

⇨ **De elaboración**

Consiste en asociar la nueva información que se requiere almacenar con datos ya conocidos que tiene el paciente. Esto favorece el aumento del significado de la información que se va a retener y su almacenamiento. Entre estas estrategias se encuentra la elaboración de metáforas que permiten comparar e integrar la información.

1.3. Técnicas y consejos

Las técnicas de memoria son procedimientos más específicos que las estrategias vistas anteriormente. Algunas de ellas son:

⇨ **La visualización**

Se trata de elaborar imágenes mentales en ausencia del objeto.

⇨ **La técnica de los lugares**

Se trata de visualizar un recorrido espacial habitual. Una vez visualizado se asociará cada uno de los elementos que se debe recordar en un lugar concreto del recorrido de manera secuencial y organizada.

⇨ **La técnica verbal**

La técnica verbal es la que emplea el lenguaje con la finalidad de proporcionar mayor significado a lo que se quiere almacenar. Entre las técnicas verbales se encuentran:

- El método de la cadena: se utiliza para memorizar una lista de palabras. Cada una de las palabras constituirá un elemento facilitador para la recuperación de la información.

- La unión de letras iniciales de las palabras que se quieren recordar: se trata de la información de acrónimos (por ejemplo: ROJO: El nombre de mis médicos son Rocío, Óscar, José y Omar) o de acrósticos (Me gusta la playa: María, Guillermo, Laura y Paqui).

- Las rimas: se trata de elaborar frases que incluyan rimas, pareados, o semejanza sonora incluyendo las palabras que se quieren recordar (por ejemplo: Arroz voy a comprar, así que me tengo que levantar para el dinero guardar y pasarme por la tienda para paella preparar).

- La palabra gancho: consiste en asociar un listado de palabras a una secuencia ya aprendida y automatizada (por ejemplo: el abecedario a un listado de palabras: C: comer, T: trabajar).

- El recuerdo de nombres: como estrategia para mejorar el recuerdo de nombres se encuentra el asociar el nombre de la persona que se acaba de conocer con el de otra persona que ya se conoce y tiene el mismo nombre.

⇨ **Consejos**

- Situar calendarios anuales en sitios visibles y consultarlo diariamente.

- Tener papel y lápiz junto al teléfono para recoger los recados.

- Consultar el reloj durante el día.

- Llevar libreta y bolígrafo para anotar cosas en cualquier momento y lugar.

- Colocar las cosas de uso cotidiano siempre en el mismo lugar.

- Ordenar y guardar las cosas de manera clasificada.

⇨ **¿Cómo sería una sesión de entrenamiento?**

- Comenzar la sesión explicando el funcionamiento de la memoria, los procesos y los problemas que pueden aparecer.

- Explicar el primer ejercicio que se va a llevar a cabo.

- Proponer actividades similares, pero aumentando su complejidad.

- Extraer los resultados del grupo y reforzar los logros obtenidos.

⇨ **Ejercicios**

▶ Ejercicios para mejorar la memoria reciente a través de estímulos visuales:

- **Ejercicio 1:** consiste en mostrar al paciente un grupo de cinco objetos para que posteriormente los clasifique según su principal característica. Por ejemplo si es grande o pequeño.

- **Ejercicio 2:** consiste en mostrar al paciente una serie de fotografías personales, de personajes o de lugares conocidos por él.

  Posteriormente se le indica que señale:

  ◊ El nombre del familiar o amigo que aparezca en la fotografía.

  ◊ El nombre del personaje famoso que aparezca en la fotografía.

  ◊ El nombre del lugar que aparece en la fotografía.

  Finalmente, se le retira las imágenes y se le solicita que diga los nombres del familiar, personaje y lugar que vio anteriormente en la fotografía.

- **Ejercicio 3:** se le muestra al paciente la programación de televisión y pasado un rato se le pregunta si recuerda si en alguna cadena pasan alguna película, como se titula y a qué hora comienza.

- **Ejercicio 4:** se le muestra al paciente una fotografía junto con los datos personales de una persona, se le deja un tiempo para que lo lea y después se le pide que nos recuerde la información.

▶ Ejercicios para mejorar la memoria reciente a través de estímulos verbales:

- **Ejercicio 1:** se le presenta al paciente una noticia o acontecimiento actual con tres o cuatro datos relevantes numéricos o verbales. Se le explica y se le presenta por escrito. Se solicita que lo lea y que posteriormente anote los datos más relevantes en un papel.

  Posteriormente se requiere al paciente que explique lo que recuerde de la información y algún dato concreto de la misma. Se deja transcurrir un tiempo estimado (horas, días, etc.) y se le invita a que intente recordar la información.

- **Ejercicio 2:**

  ◊ "De tal palo, tal astilla".

  ◊ "A las penas, puñaladas".

  ◊ "Por la boca muere el pez".

Una vez que los ha leído se le pide al paciente que recuerde alguno de esos refranes.

▶ Ejercicios para mejorar la memoria remota:

- **Ejercicio 1:** realizar las siguientes cuestiones al paciente:

  ◊ ¿Qué recuerda de la infancia de sus hijos?

  ◊ ¿Qué recuerda de su trabajo?

  ◊ ¿En qué consistía su último empleo?

- **Ejercicio 2:** a partir de una fotografía de un personaje popular pasado se preguntará al paciente:

  ◊ ¿Qué personaje es?

  ◊ ¿Qué recuerdos le trae?

  ◊ ¿Qué hacía?

- **Ejercicio 3:** se pide al paciente que ordene los días de la semana y del mes.

- **Ejercicio 4:** se solicita al paciente que cite refranes o frases populares que recuerde.

▶ Ejercicios para mejorar la memoria inmediata y reciente:

- **Ejercicio 1:** se muestra al paciente una lista con números y posteriormente se le invita a que los repita. La lista de números se adecuará al deterioro del paciente.

Lista 1	Lista 2	Lista 3	Lista 4
4400	250	45	1
2500	190	30	4
3800	400	25	2

- **Ejercicio 2:** se rememora al paciente una serie de datos personales relacionados con él y luego se le realizan preguntas:

  ◊ Naciste el 6 enero 1940. ¿En qué fecha naciste?

  ◊ Su esposa se llama Rocío. ¿Cómo se llama su esposa?

  ◊ Vives en la calle Brasil nº1. ¿En qué calle vives?

1.4. Actividades para ejercitar y señales de alarma

Llegar a la vejez con las capacidades cognitivas intactas es uno de los principales objetivos de las personas, todos deseamos mantener la lucidez.

La lucidez es la capacidad que nos permite continuar razonando y expresando lo que pensamos de manera adecuada, depende de la preservación de las capacidades cognitivas (el lenguaje, el juicio, la inteligencia, la atención, la ubicación espaciotemporal, la memoria, la capacidad visoespacial), que debe mantenerse casi sin modificaciones hasta edades avanzadas.

A nivel neuronal la capacidad cognitiva, depende de la capacidad dinámica de las células nerviosas de establecer conexiones, llamadas "sinapsis". Cuando se es más joven, la dinámica de formación de sinapsis es mayor.

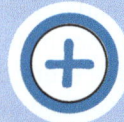

"Está demostrado que cuanto más activas se mantengan las capacidades cognitivas durante la juventud (mediante el estudio, la actividad social, el juego y todo aquello que estimule el ejercicio de la inteligencia y la salud mental), mayores serán las conexiones sinápticas que se establecen, y mayores son las ocasiones de tener una buena capacidad cognitiva a medida que se avance en edad... Pasados los 65 años deben buscarse actividades que permitan preservar las funciones remanentes y ejercitarlas, pero es muy difícil recuperar una función cuando se ha perdido por completo" (doctor Moisés Schapira, director médico de Hirsch, Centro de Excelencia para Adultos Mayores y Rehabilitación y especialista en Medicina Familiar y Gerontología).

Por eso es fundamental estar atentos a las posibles señales de deterioro, diferenciar situaciones "normales" acorde a la edad, de aquellas que representan algún grado de declinación, y recurrir a actividades y tratamientos capaces de minimizar el deterioro cognitivo.

1.4.1. El peso de los años

El enlentecimiento de los movimientos y de la marcha o los olvidos son señales típicas del paso de los años. "Efectivamente hay cierta disminución de capacidades propias en la senectud como algunos olvidos o la dificultad para recuperar nombres propios", indicó Schapira. Pero existe un nivel de deterioro al que es necesario prestar más atención, y son los del llamado "deterioro cognitivo leve". En realidad, indicó el especialista, "son mal llamados leves, porque de estos casos, entre un 8 y un 16% evolucionan hacia demencia en un período de 2 años".

⇨ **Síntomas**

Según Schapira los síntomas "dependen de la persona, así como de la causa del deterioro y de las funciones afectadas". Puede tratarse de un trastorno amnésico (pérdida de la memoria), afásico (pérdida del lenguaje) o múltiple. El juicio, la orientación o la capacidad visoespacial pueden verse afectados también. Esta última, por ejemplo, se identifica cuando la persona, no puede reproducir una determinada figura o una forma geométrica.

Es en el entorno de la persona donde existe la mayor facilidad para detectar estos trastornos ya que es posible comparar las capacidades actuales con las que el paciente tenía a una edad más temprana.

⇨ **Salud cardiovascular**

Otro de los puntos centrales, agregó Schapira, es el cuidado integral de la salud cardiovascular, ya que los factores de riesgo vasculares (la hipertensión arterial, la diabetes, el colesterol alto, el tabaquismo o la falta de actividad física) aumentan el riesgo de deterioro de las células del sistema nervioso. Incluso incrementan el riesgo de padecer demencia, es decir, una caída severa del potencial cognitivo de la persona respecto de cuando era más joven. La enfermedad de Alzheimer es el ejemplo típico.

La salud cardiovascular está estrechamente vinculada con la vitalidad de las neuronas y con su capacidad para establecer sinapsis; con las enfermedades cardiovasculares se observan déficits que remedan formas aceleradas de envejecimiento con lo que se incrementa el riesgo de deterioro cognitivo.

1.4.2. Un fantasma tan temido

Como hemos visto en las unidades anteriores, el Alzheimer es una enfermedad neurodegenerativa progresiva, similar en todo el mundo desarrollado (se acerca al 11% de la población mayor de 80 años), y crece al ritmo del envejecimiento poblacional. Es de origen genético solo entre un 1 y un 5% de los casos, y es más frecuente desde los 65 años en adelante, edad a partir de la cual el riesgo se duplica cada 5 años.

Pero las demencias vasculares y la enfermedad de Parkinson son otras de las frecuentes causas de pérdida cognitiva progresiva.

Mantenerse en actividad, en todos los sentidos en que sea posible, y recibir los cuidados necesarios, con el adecuado control clínico de los factores de riesgo crónicos, son la llave que permite preservar las capacidades cognitivas. Detectar los posibles deterioros es básico porque permite trabajar con las capacidades que no se perdieron.

En la última década fueron presentados notables descubrimientos en el terreno de la fisiología neuronal y de cómo las funciones del cerebro se corresponden con determinadas redes neuronales (neuroplasticidad). "Estos conocimientos orientan los nuevos tratamientos de neurorehabilitación", señaló Schapira. Apuntan, en primer lugar, a evitar o retrasar la pérdida de redes neuronales, con diversas herramientas que pueden incluir desde ejercicios para mantenerlas en actividad hasta fármacos, siempre dependiendo de la causa que genera la pérdida, ya que no existe un tratamiento preventivo cuya eficacia esté suficientemente demostrada. Pero sí es posible que la persona potencie las capacidades que conserva y se adapte a su nueva situación, razón por la cual la clave de la rehabilitación se centra en estimular las funciones remanentes, es decir, las que no se perdieron.

En las personas con demencia vascular, la posibilidad de recuperación descansa en la resiliencia de las áreas cerebrales que no fueron dañadas por la falta de irrigación sanguínea, señaló Miriam Cohn, jefa del Servicio de Terapia Ocupacional de Hirsch.

"La capacidad de recuperación depende mucho de la persona y de su caso particular, y en este proceso es fundamental el compromiso del paciente con la tarea que está realizando, porque nosotros podemos guiarlos, pero el 90% lo ponen ellos. Si no se involucra, no hará grandes avances.

Usar una agenda, no dejar que otro haga por el paciente lo que este puede hacer solo, efectuar ejercicios de asociación de imágenes, palabras cruzadas u otro tipo de juegos de ingenio, mantienen a la persona entrenada y en mejor estado. En el área social hay una gran cantidad de trabajos en los que se investiga qué factores ayudan y cuáles perjudican, pero no son aplicables universalmente porque todo depende de cada paciente, de su modo de vida, de su estado clínico, de sus factores de riesgo", aclaró la especialista.

El tratamiento de enfermedades de base como la hipertensión y la diabetes también forma parte de la estrategia de preservación de las capacidades cognitivas. Algunas representan factores de riesgo concretos que deben guiar al especialista acerca de la estrategia de prevención más conveniente.

Según el ejemplo que da Schapira, "en pacientes con fibrilación auricular, una arritmia que afecta al 20% de los mayores de 65 años, un 7,2% por año tiene un accidente cerebrovascular, con el consiguiente riesgo de daño neurológico o incluso de muerte, si no utiliza un tratamiento anticoagulante".

Un estudio realizado en la Escuela de Medicina de la Universidad de Nueva York, señala que incluso los adolescentes que tienen diabetes tipo 2 existe un riesgo de disminución temprana de las capacidades cognitivas.

En cuanto a la enfermedad de Alzheimer, existen tratamientos farmacológicos específicos, como los inhibidores de la acetilcolinesterasa o la memantina, pero como explicó Schapira, "no son tratamientos preventivos, y la mejoría cognitiva no ha sido observada en pacientes con enfermedad de Alzheimer, sino que tal como se ha demostrado en diferentes estudios clínicos, disminuyen la progresión de la enfermedad respecto de los pacientes que no reciben tratamiento y permiten preservar el desempeño cotidiano".

Mantener la actividad, recibir una atención y ayuda de la familia y de profesionales específicamente entrenados, un diagnóstico y tratamiento correcto de las enfermedades de base y ejercitar la autonomía centrándose en las capacidades y no en las discapacidades, resultan ser las formas de optimizar las funciones cognitivas cuando los años o algún otro factor las disminuye.

1.4.3. Para crear conexiones

Las actividades que ayudan a la creación de sinapsis cuando esta capacidad aún está intacta, y con ello a un mejor potencial cognitivo, son las que suponen adquirir habilidades nuevas. Son eficaces en la medida en que practicarlas surja de la capacidad lúdica y del placer. Miriam Cohn dio algunos ejemplos:

⇨ Hacer palabras cruzadas.

⇨ Sopas de letras.

⇨ Sudoku.

⇨ Si uno es diestro, ejercitar el uso de la mano izquierda.

⇨ Adquirir nuevas habilidades manuales.

⇨ Estimular la capacidad sensorial (tratando de reconocer objetos sin utilizar la vista, por ejemplo).

⇨ Ejercitar la memoria con actividades tan simples como no consultar la lista de compra mientras se está en el supermercado (y corroborar solo después).

1.4.4. Posibles señales de alarma

⇨ Cambios brucos en el carácter.

⇨ Repentino retraimiento y disminución de la capacidad de relacionarse con los demás.

⇨ Perderse yendo a algún lugar conocido.

⇨ Dificultad excesiva para dirigirse a algún lugar desconocido.

⇨ Imposibilidad de resolver situaciones imprevistas o inesperadas.

⇨ Dificultad en el manejo de la economía doméstica cuando la persona nunca había tenido ese tipo de problema.

⇨ Pérdida de una habilidad por la que la persona se destacaba: una excelente cocinera a la que de pronto se le quema frecuentemente la comida, o la sirve cruda.

⇨ Enfado permanente, porque la persona atribuye sus discapacidades a motivos externos.

⇨ Olvidos o confusiones con elementos habituales de la vida cotidiana: nombres de personas conocidas, el lugar donde siempre se dejan las llaves.

⇨ "Perder registro" de hechos o episodios muy recientes y cercanos, o hablar como si no hubieran sucedido.

1.4.5. Para maximizar la capacidad tras el daño

Cuando existe una pérdida cognitiva importante, se evalúan primeramente las capacidades y se establecen ejercicios sencillos en la medida que el paciente pueda realizarlos. En una segunda etapa, hay estrategias que permiten mejorar la calidad de vida aprovechando las capacidades existentes:

⇨ Adoptar nuevos instrumentos: un ejemplo se da en las personas con hemiplejia, que deben adaptarse a comer con una sola mano, para ellos existen utensilios tales como un cuchillo-tenedor, que le permiten hacerlo de un modo independiente y sin ayuda.

⇨ Adquirir nuevos hábitos cotidianos: al vestirse, la persona con hemiplejia podrá incorporar el hábito de colocarse las prendas primero del lado pléjico (el que no puede mover) y luego el más activo. Aunque a una persona sana pueda parecerle simple, la adquisición de estas nuevas técnicas necesita de un entrenamiento por parte de profesionales.

⇨ Utilizar mangos engrosados: es sumamente útil cuando las manos pierden capacidad prensil. Los mangos de utensilios, lápices o bolígrafos con mayor volumen requieren un menor esfuerzo para ser sostenidos. Y eso puede hacer la diferencia entre poder y no poder pintar, escribir, cortar, etc.

⇨ Agregar peso a los instrumentos: es una técnica útil en el caso de las personas con temblores en las extremidades, que pueden sostener y manejar mejor elementos más pesados. A este respecto existen también instrumentos especialmente diseñados.

1.4.6. Para preservar las funciones

A continuación, vamos a ver algunos ejercicios recomendados para estimular las funciones cognitivas en personas con un deterioro leve:

⇨ Para estimular la atención, tareas simples que ayuden a reforzar la activación mental, como trabajar con series numéricas concretas, nombres de los meses del año en sentido directo e inverso.

⇨ Para mejorar la orientación temporal y espacial se utilizan tareas básicas de situación en el momento temporal y espacial, biografía personal y de su entorno más inmediato (los amigos y familiares) para mantener al paciente en contacto con su realidad.

⇨ La memoria inmediata se estimula con ejercicios de repetición de series, reforzando la memoria reciente con ejercicios cortos que faciliten la fijación y el recuerdo ("me llamo como su hija") y repetir los ejercicios un tiempo prolongado para mantener la memoria remota.

⇨ Para mantener el concepto numérico y el cálculo, se resuelven problemas y operaciones aritméticas y juegos numéricos.

⇨ El razonamiento se estimula mediante ejercicios que trabajen la capacidad de clasificar características de los objetos.

⇨ La redacción (escritura, copia o dictado, dependiendo de las capacidades de la persona) sirve para ejercitar el lenguaje escrito, y el dibujo (libre, guiado o con ejercicios de copia) optimiza la capacidad visoespacial.

1.5. Cómo mantener una memoria aguda

1.5.1. Consejos

Las personas que tienen problemas de mala memoria pueden usar una variedad de técnicas que pueden ayudarles a permanecer saludables y a mantener sus capacidades mentales y de memoria.

A continuación, se presentan algunos consejos que pueden ayudar:

⇨ Planear las actividades, hacer listas de lo que tiene que hacer y usar ayudas para la memoria como notas y calendarios. Algunas personas encuentran que recuerdan las cosas mejor si mentalmente las conectan con otras cosas significativas, como un nombre familiar, una canción, libro o programa de televisión.

⇨ Desarrollar intereses o pasatiempos y mantenerse involucrado en actividades que puedan ayudar tanto a la mente como al cuerpo.

⇨ Participar en actividades físicas y hacer ejercicios. Varios estudios han asociado el ejercicio con un mejor funcionamiento del cerebro.

⇨ Limitar el uso de alcohol. A pesar de que algunos estudios sugieren que el uso moderado de alcohol tiene beneficios para la salud, tomar mucho alcohol o tomar cantidades excesivas de alcohol en periodos muy cortos de tiempo pueden causar pérdida de la memoria y daño permanente al cerebro con el paso del tiempo.

⇨ Buscar actividades para aliviar las sensaciones de estrés, ansiedad o depresión, tales como ejercicios o pasatiempos.

1.5.2. Ejercicio físico

Caminar durante 40 minutos tres veces por semana aumenta el volumen del hipocampo, una región del cerebro clave en la memoria, según una investigación en la que han participado personas de entre 55 y 80 años.

«Los resultados de nuestro estudio sugieren que incluso un aumento modesto del ejercicio que hacen personas mayores sedentarias puede llevar a mejoras sustanciales en la memoria y la salud neurológica», declara Art Kramer, director de la investigación, en un comunicado difundido por la Universidad de Illinois (EE. UU.).

Las conclusiones se suman a las de otros estudios que han detectado anteriormente una relación entre la actividad física aeróbica y el rendimiento intelectual.

 En niños y adolescentes, por ejemplo, se ha observado cómo los resultados escolares mejoran cuando se empieza a hacer deporte, aunque sea acosta de horas de estudio. En personas adultas, la práctica habitual de actividad física regular se asocia a una mayor capacidad de concentración y una mejor resistencia al estrés. En personas mayores, la actividad física aumenta el volumen de tejido neurológico en el córtex prefrontal, una región del cerebro situada sobre los ojos donde reside la capacidad de planificar, de organizarse o de hacer varias cosas a la vez.

Pero el nuevo estudio es el primero que analiza los efectos de la actividad física sobre el hipocampo en personas mayores. El hipocampo, situado en el centro del cerebro, interviene en la consolidación de los recuerdos y en el sentido de la orientación. Se estima que el volumen del hipocampo se reduce entre un 1% y un 2% cada año en personas mayores, lo que explica el deterioro de la memoria y del sentido de la orientación con la edad, incluso en personas que no tienen Alzheimer.

Los investigadores reclutaron para el estudio a 120 voluntarios que tenían un estilo de vida sedentario y que no tenían ninguna enfermedad neurológica diagnosticada. A la mitad les pidieron que caminaran durante 40 minutos tres veces por semana, un ejercicio que les obligó a aumentar su consumo de oxígeno y les aceleró el pulso. A la otra mitad les pidieron que hicieran ejercicios de estiramiento, también durante 40 minutos tres veces por semana, lo que permitió comparar los resultados entre ambos grupos.

Al cabo de un año la parte anterior del hipocampo se había encogido un 1,4% entre los voluntarios que hicieron ejercicios de estiramiento. Esta reducción de volumen es la previsible entre personas mayores. Pero entre los voluntarios que hicieron ejercicio aeróbico, el hipocampo anterior se expandió: su volumen aumentó un 2%.

Por lo que se comprobó que, cuanto más aumenta el consumo de oxígeno de una persona al hacer ejercicio, es decir, cuanto más en forma se pone, más aumenta el volumen del hipocampo anterior. Este aumento se atribuye a que, con la actividad física, el cuerpo humano eleva la producción de una proteína llamada BDNF. Se trata de una proteína que participa en la formación de nuevas neuronas en algunas regiones del cerebro.

Al analizar los niveles de BDNF entre los participantes en el estudio, se ha comprobado que aquellos que habían hecho ejercicio aeróbico tenían niveles más altos que los que se habían limitado a hacer estiramientos. Lo que completa la explicación: el ejercicio estimula la secreción de BDNF; la BDNF estimula la génesis de nuevas neuronas en el hipocampo; y el hipocampo aumenta de volumen, frenando así el deterioro de la memoria.

Los beneficios de la actividad física son notables en el hipocampo y, por lo tanto, en la memoria. "Creemos que la atrofia del hipocampo con la edad es prácticamente inevitable, pero hemos demostrado que incluso un ejercicio moderado durante un año puede aumentar su tamaño y que el cerebro a esa edad sigue siendo moldeable", afirma Kirk Erickson, primer autor de la investigación, de la Universidad de Pittsburgh (EE. UU.)

1.5.3.   Otros ejercicios

A)   Cálculo mental

Realiza mentalmente y de forma rápida estas operaciones aritméticas:

5+3+2+9+6+7+4=

7-2+9-3+6-5+1-9=

3+5+9-7+5+1-8-4+2=

9-5+8-5+2-4+7-3+6-9=

B) Palabras ocultas

Intenta descubrir las dos palabras ocultas:

SIL	TAR
DEP	LEP
ALA	ESO

Solución Palabras ocultas "pesadilla y pastelero".

C) Citas

Memoriza estas dos citas leyéndolas muy lentamente y repitiéndolas en voz alta varias veces. Enseguida, intenta reproducirlas por escrito tal cual son:

"Si sólo hablásemos
cuando tenemos algo que decir,
el uso del lenguaje desaparecería
en dos generaciones".

(Noel Clarasó, escritor español).

"La potencia intelectual de un hombre
se mide por la dosis de humor que
es capaz de utilizar".

(Friedrich Nietzche, Filósofo alemán).

D) Palabras

Lee las palabras por línea en sentido horizontal. Dilas de memoria. Repite cada línea al revés:

AGUJA	HORNO	ALMEJA		
RUEDA	GRIS	CHICHARO		
BOSQUE	NATA	TECHO	ÁRBOL	
CUERDA	CIELO	LLAVE	CAMPO	
HABA	DEDO	SALMÓN	MAPA	MADERA
CHIMENEA	BOTELLA	MESA	PIEDRA	CÍRCULO

E) Rutas en coche

Intenta memorizar el recorrido completo que debe hacer el automóvil para llegar a su destino: "Salir del mercado y tomar la dirección del teatro que se encuentra a un kilómetro de distancia hacia la izquierda. Al pasar unos grandes almacenes, atravesar el puente y girar a la derecha por un callejón. 500 metros más allá traspasar un paso a nivel. Se ve una oficina de Correos a la derecha y, más allá, una gasolinera. Girar a la derecha y, a unos 1.000 metros de allí, en la acera de la izquierda se encuentra el Hotel Sol".

F) Objetos

Observa atentamente los dibujos durante treinta segundos. Ocúltalos y anota todos los objetos que consigas recordar.

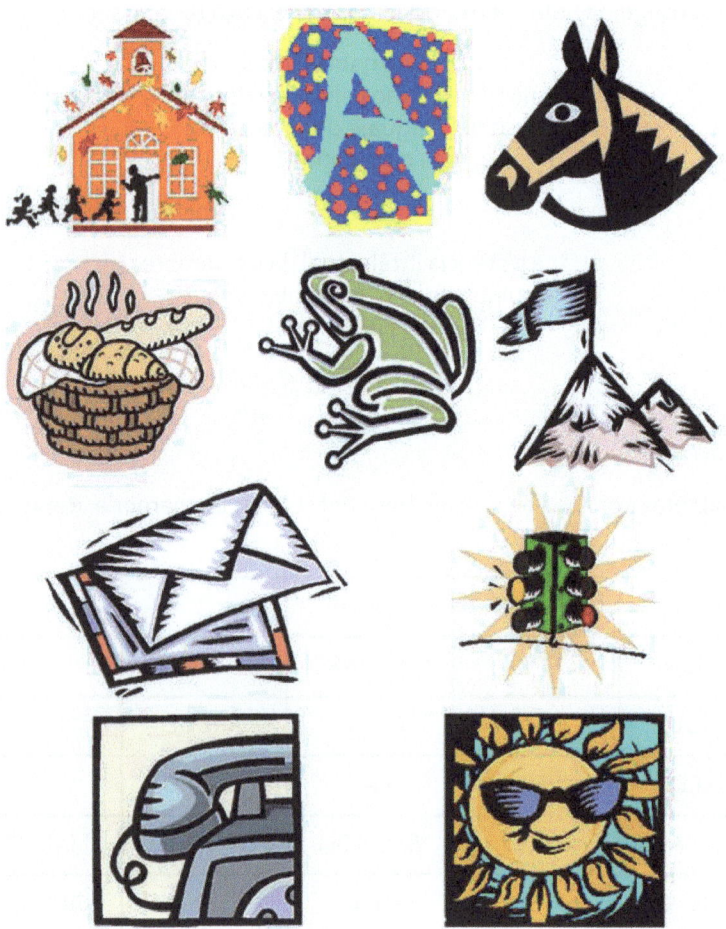

1.6. Mejorando la memoria

Una clave para mejorar la retención consiste en organizar la información y codificarla más eficazmente cuando la guardamos en la memoria a largo plazo. La mnemotecnia ofrece métodos prácticos para organizar la información y es un sistema completo para mejorar o desarrollar la memoria.

Consiste en almacenar, al menos, dos datos juntos. En ella se basa el método loci, inventado por un psicólogo que estudió el caso de un periodista que jamás tomaba notas en las ruedas de prensa. Este individuo era capaz de situar con la imaginación una lista de objetos en distintos lugares de una calle, que él conocía a la perfección.

Si quería recordar, por ejemplo, una lista de la compra, como «carne, macarrones, manzanas, pollo», colocaba con la imaginación un trozo de carne colgado de la puerta de su casa; los macarrones en el escaparate de la librería; las manzanas, en el cartel de la tienda de ropa interior, y el pollo en el quiosco.

Todos podemos practicarlo y, cuanto más disparatada resulte la asociación, más fácil es de recordar.

A) Ejercicios

⇨ "Treinta días trae septiembre, con abril, junio y noviembre, veintiocho tiene uno y los otros treinta y uno".

Pero si quieres ser más exacto, cierra el puño y observa tus nudillos, los huesitos que sobresalen al comenzar tus dedos, verás que si empiezas a nombrar los meses del año comenzando por enero y apuntando al primer nudillo te darás cuenta que el hueco intermedio entre nudillo y nudillo es el mes de febrero, el siguiente nudillo es marzo y el siguiente hundimiento es abril y así hasta llegar a julio que sería el último de los nudillos de tu mano izquierda. Vuelve a comenzar con la otra mano para nombrar agosto, el hueco que sigue es septiembre y así sucesivamente hasta llegar a diciembre. Los meses que coinciden con los nudillos tienen 31 días.

⇨ S E G A Técnica para acentuar correctamente: Si se aplica la técnica SEGA a la división silábica de cada palabra más las reglas ortográficas de acentuación, ya no confundirás más la sílaba que se debe acentuar.

SEGA significa S sobresdrújula E esdrújula G grave A aguda.

La palabra "mándaselo" la separamos en sílabas: mán-da-se-lo y escribimos SEGA arriba, S en "mán", E en "da", G en "se" y A en "lo". Inmediatamente sabremos que todas las palabras sobresdrújulas llevan acento.

Ahora la palabra "calabaza": ca-la-ba-za- escribiéndole arriba SEGA veremos que es grave y recordaremos que las palabras graves terminadas en vocal no se acentúan.

⇨ La tabla de multiplicar del 9 no es tan difícil como parece.

Escribe 9 x 1 = Contesta de abajo hacia arriba comenzando

9 x 2 = con el número 9, 8, 7, 6, 5, 4, 3, 2, 1.

9 x 3 = y de nuevo desde arriba en 9 x 1 comenzando

9 x 4 = con el 9, hasta llegar al 1.

9 x 5 = INTÉNTALO

9 x 6 =

9 x 7 =

9 x 8 =

9 x 9 =

9 x 10=

⇨ Divide y vencerás: así, es más difícil de recordar el número 04472045677 que el 044 72 04 56 77 o pregúntales a las personas sus teléfonos móviles y verifica como dictan su número.

⇨ Elaboración verbal: con la lista "iglesia, alfombra, mendigo, brazo, sombrero" puedes elaborar un pequeño texto con mayor sentido: "Ante la iglesia hay un mendigo sentado en una alfombra: con el brazo tendía a los transeúntes su polvoriento sombrero negro".

B) Técnicas para la mejora de la memoria a corto plazo

Auto-Registro de Olvidos Diario (AOD):

⇨ **Forma A**

Instrucción: por favor, anota cada día los despistes y olvidos que te han ocurrido. Si alguno te sucede varias veces en el mismo día, sitúa cruces cada vez que te vuelva a suceder.

LUNES .... de ....

MARTES .... de ....

MIÉRCOLES .... de ....

JUEVES .... de ....

VIERNES .... de ....

SÁBADO .... de ....

DOMINGO .... de ....

Nombre ....

Grupo ....

Fecha ....

⇨ **Forma B**

Instrucción: por favor, cada vez que tengas un olvido o despiste, marca con una cruz. En el mismo momento y alguna reseña que te recuerde lo que ocurrió, en el recuadro que corresponda al día y al tipo de olvido que ha sucedido.

Nombre ....

Grupo ....

Fecha ....

C) Técnicas para la mejora de la memoria y la orientación temporal

⇨ Auto-Registro Diario de Atención, Memoria y Orientación (ADAMO):

Instrucción: por favor, cuando te levantes, echa un vistazo al calendario y al santo del día. Intenta memorizarlo para después anotarlo de memoria por la noche. Anota también, cada día, la noticia que consideres más relevante. Los olvidos y las personas con las que hablaste.

Escribe cada cosa en el momento que te indicamos.

Nombre ....

Grupo ....

Fecha ....

La investigación científica de la memoria se inició con los experimentos efectuados por Ebbinghaus, en el siglo XIX. El modelo de procesamiento de la información de la memoria describe cómo se codifica, organiza y almacena la información en la memoria y cómo se recupera de ella.

Si no se quiere olvidar lo que se ha dicho en esta investigación ha de aplicarse la mnemotecnia de la memoria: "la memoria se rige por las tres erres: registro, retención y recuerdo". La asociación de al menos dos datos es la base de la mnemotecnia.

La memoria sirve para planear el futuro y actuar adecuadamente de acuerdo con los éxitos y fracasos tenidos anteriormente. El pasado tiene valor cuando nos brinda material para la acción que nos lleva a modificar el medio ambiente que nos tocó, el presente y el porvenir depende de nuestra actividad.

2.　Técnicas para el entrenamiento de la atención

2.1.　Consideraciones generales

La atención es la capacidad de focalizar la percepción en las cosas que se necesitan en cada momento.

Factores que condicionan la atención

⇨　Estímulo: la intensidad y el poder prever su aparición van a ser los factores que hagan que un estímulo capte más o menos la atención del paciente. Cuanto mayor sea la intensidad y cuanto mayor imprevisto sea, más atención captará por parte del paciente.

⇨　Disposición del paciente: algunas circunstancias personales como el estado de ánimo, la motivación, el interés, etc., puede afectar negativamente a la atención de la persona.

¿Para qué se utiliza la atención?

⇨ Poder reaccionar ante los estímulos que se reciben en un tiempo adecuado.

⇨ Discriminar estímulos que se deseen e impedir que lleguen a la memoria.

⇨ Realizar varias cosas a la vez de manera correcta.

Características de la atención

⇨ Concentración: consiste en la inhibición de la información irrelevante y la focalización de la información relevante, con mantenimiento de esta por periodo prolongado.

⇨ Distribución de la atención: consiste en conservar el mismo tiempo en el centro de atención varios objetos o situaciones diferentes.

⇨ Estabilidad de la atención: es la capacidad de mantener la presencia de la misma durante un largo periodo de tiempo sobre un objeto o actividades dadas.

⇨ Oscilamiento de la atención: son los periodos involuntarios de segundos a los que está supeditada la atención por una determinada causa, por ejemplo, el cansancio.

¿A qué puede asociarse la atención?

⇨ A la memoria: la atención es uno de los factores asociados al buen funcionamiento de la memoria.

⇨ A la motivación y emoción: la motivación y la emoción del paciente es determinante en la atención. Si se está desmotivado habrá una disminución de la atención.

⇨ A la percepción: la atención se ha considerado en muchas ocasiones como una propiedad de la percepción que permite seleccionar de manera eficaz la información que es relevante.

⇨ A la inteligencia: para realizar actividades de manera eficiente es tan necesario la inteligencia como la atención, pues la atención favorece la inteligencia.

2.2. Tipos de proceso atencional, habilidades relacionadas y facultades que posibilita

Tipos de proceso atencional:

⇨ **Atención selectiva:** es la habilidad de una persona para responder a los aspectos esenciales de una tarea o situación y pasar por alto aquella información que es irrelevante.

⇨ **Atención dividida:** se da cuando, para realizar una tarea, el sujeto debe atender a dos estímulos al mismo tiempo, teniendo que compartir (o dividir en dos focos la atención) su capacidad cognitiva porque la tarea a realizar es compleja.

⇨ **Atención sostenida:** tiene lugar cuando un individuo debe mantenerse consciente en una tarea y puede ocuparse en su realización durante un periodo de tiempo prolongado.

⇨ **Atención involuntaria:** está relacionada con la aparición de un estímulo nuevo, fuerte y significativo que provoca una reacción fisiológica. Por ejemplo, un sobresalto ante el ruido de un golpe inesperado o la respuesta de orientación que realiza de forma inmediata el cuerpo humano ante un estímulo sorpresa. Estas respuestas desaparecen cuando tales estímulos dejan de ser inesperados y se convierten en previsibles a causa de su repetición o monotonía.

⇨ **Atención voluntaria:** la atención voluntaria exige un alto grado de control y selección sobre la información sensorial que es recibida desde el exterior. Se desarrolla en la niñez con la adquisición del lenguaje y las exigencias escolares.

La atención se muestra muy vulnerable ante la existencia de alteraciones en el estado emocional de las personas. Por ejemplo, un paciente con humor depresivo puede manifestar problemas de concentración, reducción del estado de alerta mental, etc.

Cuando una persona tiene problemas para mantener la atención, de forma paralela, manifiesta distracción, impulsividad y una actividad motora excesiva. En los cuadros de demencia pueden aparecer cambios como altos y bajos en la atención o el nivel de la conciencia.

Para fomentar la atención y la concentración, que a su vez se encuentran muy relacionadas con la memoria sensorial y la percepción, se utilizan ejercicios dirigidos a:

a) Reforzar la capacidad de autoconcentración.

b) Fortalecer la capacidad de la atención dividida.

c) Desarrollar la capacidad de atención selectiva de un texto, de una conversación, etc.

d) Realizar ejercicios de atención localizada y de escucha atenta.

e) Practicar actividades que ejerciten la capacidad de analizar y discriminar la información.

f) Ejercicios con material visual (láminas) o material auditivo (discriminar sonidos) para favorecer la rapidez o agilidad sensorial.

Otros ejercicios para mejorar la atención:

⇨ **Ejercicio 1:** se le pide al paciente que coloque ante sus ojos un reloj y que observe durante un minuto el segundero.

⇨ **Ejercicio 2:** se solicita al paciente que preste atención a los ruidos que hay a su alrededor y que los identifique.

⇨ **Ejercicio 3:** consiste en colocar en el centro de una mesa una serie de objetos, se le invita al paciente que los observe y al cabo de un tiempo se le demanda que cierre los ojos y se elimina uno de los objetos, de tal manera que tiene que acertar el objeto que se ha quitado.

3. Técnicas para el entrenamiento de orientación espacial, temporal y personal

3.1. Consideraciones generales

La orientación en espacio, tiempo y persona, entendida como el conocimiento que tiene el paciente del entorno espacial y temporal en el que se desenvuelve, constituye un concepto heterogéneo relacionado con capacidades cognitivas tales como la atención y vigilancia, la memoria reciente, el conocimiento autobiográfico y la proyección de futuro.

Objetivos que se pretende conseguir con el entrenamiento de orientación:

a) Favorecer y activar la orientación espacial y temporal para mantenerla el mayor tiempo posible.

b) Mantener la orientación de la persona.

c) Activar la memoria personal.

Recomendaciones:

a) Adecuar el nivel de exigencia de los ejercicios a las capacidades conservadas del paciente.

b) Utilizar recursos facilitadores como el empleo de mapas, relojes, etc. que mejoren la orientación.

c) Recomendar al paciente la utilización de ayudas de memoria como agendas, notas, etc.

d) Personalizar y reforzar siempre la ejecución de las actividades.

3.2. Ejercicios para mejorar la orientación espaciotemporal y de la persona

Vamos a conocer ejercicios para entrenar la orientación.

3.2.1. Ejercicios de orientación temporal

Se trabajan aspectos más recientes. Por ejemplo el día, mes, año y estación y aspectos más inmediatos como horas del día. Saber estas cosas, sin tener que estar dándole vueltas y vueltas es algo que depende directamente de nuestras actividades diarias o claves temporales. A falta de estos indicios que nos mantienen "conectados al mundo", podemos además ejercitar esta función con calendarios donde además se incluye la onomástica o santo del día y hechos y citas personales.

Además, charla-coloquio sobre las principales festividades, costumbres en determinadas fechas o fiestas generales y personales, la comparación de ciertos aspectos del momento actual en contraposición con sus etapas más jóvenes, o ejercicios de planificación a corto, medio y largo plazo de las actividades y acontecimientos, resultará estimulativo para este tipo de orientación y memoria.

Se realizarán las siguientes preguntas:

⇨ "¿Qué día de la semana es hoy?"

⇨ "¿En qué mes está?"

⇨ "¿En qué año está?"

⇨ "¿En qué estación está?"

⇨ "¿Qué hora es?"

⇨ "¿En qué momento del día está?"

Dada una situación determinada, por ejemplo, que al día siguiente sea 25 de diciembre, se preguntará:

⇨ "¿Qué fiesta se celebra?"

⇨ "¿Qué es típico de estas fechas?"

⇨ "¿Con quién se celebra?"

⇨ "¿Qué se come?"

3.2.2. Ejercicios de orientación espacial

Se trabajan aspectos como: lugar donde se encuentra y aspectos más recientes como ciudad, provincia, país, etc. Al igual que la anterior, esta capacidad también resulta afectada en las demencias en las fases iniciales. Estimularla y mantenerla es una necesidad prioritaria.

Se pueden realizar ejercicios en los que dibujen planos de lugares conocidos (su casa, su barrio, municipio, comunidad o país) junto con ciertas pruebas para realizar recorridos dentro de estos planos. Se puede, además, trabajar la memoria espacial, preguntando después dónde se encontraban o cómo se llegaba a determinados lugares del mapa realizado.

Callejeros, mapas geográficos y atlas, junto con el repaso de conocimientos culturales de determinados lugares, resultarán además muy enriquecedores.

Se realizarán las siguientes preguntas:

⇨ "¿Dónde se encuentra?"

⇨ "¿Qué es este sitio?"

⇨ "¿En qué calle se halla?"

⇨ "¿En qué planta está?"

⇨ "¿En qué barrio se ubica?"

⇨ "¿En qué ciudad está?"

3.2.3. Ejercicios de orientación de la persona

Se trabajan aspectos relevantes de la persona.

Se realizarán las siguientes preguntas:

⇨ "¿Cómo se llama?"

⇨ "¿En qué año nació?"

⇨ "¿Qué edad tiene?"

⇨ "¿Está casado/a?"

⇨ "¿En qué calle vive?"

⇨ "¿Cuál es su número de teléfono?"

4. Técnicas para el entrenamiento del razonamiento

La creatividad es la capacidad que una persona dispone para llegar a enfoques más novedosos, originales, etc.

El pensamiento es la función cognitiva por la que se procesa y se ordenan ideas y conceptos para generar conclusiones.

El razonamiento es el proceso mental a través del cual se extraen conclusiones a partir de premisas más o menos explícitas. El razonamiento requiere disponer de un cierto nivel de abstracción.

- **Ejercicios para entrenar el razonamiento**

Completa las palabras con la letra que falta:

C_che

N_ño

Sábad_

Mad_ra

C_lor

Finaliza las siguientes frases:

El primer mes del año es..........

El padre de mi madre es..........

Los pintores pintan...............

El color del mar y el cielo es............

Clasifica las palabras según sean frutas o verduras:

Pera, zanahoria, naranja, plátano.

Ordena de mayor a menor:

33

47

21

53

68

Escribe las cifras:

32:

98:

65:

10:

8:

5. La gestión de los trastornos del lenguaje y la comunicación

5.1. Introducción

Se utiliza cuando el enfermo tiene dificultades para expresarse. Existen dos grupos:

⇨ **Técnicas habituales de reeducación del lenguaje:** contemplando el análisis de las perturbaciones y de las capacidades lingüísticas que todavía existen para intentar compensar las primeras con las segundas.

⇨ **Técnicas más globales:** intentan restablecer las posibilidades de comunicación usando la comunicación no verbal. Es importante que participe el cuidador porque, así, puede realizar, día a día, una estimulación de su familiar en casa.

Los grupos de conversación bajo la coordinación de un logopeda, las estrategias de reminiscencia (usando objetos personales, fotos, discos...) ofrecen la posibilidad de revalorización y de preservación del contacto social...tan importante para el enfermo como para su cuidador.

La comunicación no es solo lenguaje: se puede utilizar la terapia por arte (arte-terapia), la relajación con música, el teatro o el psicodrama. Todas estas técnicas estimulan los sentidos y las emociones del enfermo.

5.2. Técnicas de comunicación con personas enfermas de Alzheimer

5.2.1. Alteraciones en la comunicación

La enfermedad de Alzheimer es un tipo de demencia cerebral, es una enfermedad neurodegenerativa que afecta de manera muy importante a la capacidad de expresión de la persona enferma. La comunicación con una persona enferma de Alzheimer va deteriorándose conforme avanza la enfermedad. El lenguaje espontáneo disminuye y las conversaciones cada vez se hacen más cortas, afectando tanto la producción como la comprensión del lenguaje verbal.

Según avance la enfermedad, debemos simplificar las frases, y añadir más gestos y expresiones que ayuden a visualizar lo que queremos decir.

Las personas enfermas de Alzheimer comprenden el lenguaje no verbal hasta el último momento, así como las manifestaciones emocionales, un beso, una caricia, cogerle la mano, etc. En las últimas fases, una sonrisa o una caricia son el único medio de comunicación con la persona enferma.

Las principales alteraciones en la comunicación de las personas con la enfermedad de Alzheimer son las siguientes:

⇨ Tienen dificultad para expresarse y para comprender.

⇨ Olvidan rápidamente lo que se les dice.

⇨ Repiten lo mismo una y otra vez.

⇨ Cuentan historias que no tienen lógica.

⇨ Pueden no recordar los nombres de los familiares ni saber quiénes son.

⇨ Pueden describir un objeto, pero no saber su nombre.

⇨ Dicen que han comprendido lo que les piden, pero no lo hacen.

⇨ Se desorientan en el espacio y en el tiempo.

⇨ Presentan dificultades en la memoria, en el procesamiento de la información, atención, concentración, lenguaje y en el control motor que afecta al habla y a la voz.

Todas estas dificultades vienen acompañadas de trastornos de conducta (irritabilidad, hostilidad, deambulación, agitación, etc.), lo que aumenta todavía más los problemas del lenguaje. La clave está en centrarse en la persona enferma.

 Hay que ser conscientes que en el trascurso de la demencia pueden aparecer trastornos de conducta que en ocasiones dificultan las relaciones. Conviene saber que:

▶ Estos comportamientos no se realizan de forma intencionada, sino que son consecuencia de la enfermedad (por cambios cerebrales) y en ocasiones por cambios ambientales (modificaciones de la rutina habitual).

▶ Las técnicas de modificación o manejo de estos trastornos han de ser aplicadas de forma sistemática y de igual manera para todas las personas.

5.2.2. Pautas a seguir

A) Agresividad

La persona enferma con demencia puede volverse agresiva con las personas más cercanas sin motivo aparente.

⇨ Nunca gritarles o regañarles.

⇨ Dirigir la atención de la persona enferma hacia otras cosas. Hablarle de cualquier cosa de forma tranquila con el fin de distraerla.

⇨ Prevenir las situaciones que desencadenan el problema.

⇨ Explicarles las actividades que se van a realizar y darlas tiempo.

⇨ Consultar con el equipo médico, puede ser conveniente revisar la medicación.

B) Vagabundeos

En ocasiones la persona con Alzheimer permanece andando durante todo el tiempo, sin rumbo fijo y sin motivo aparente. No es capaz de permanecer sentada.

⇨ Facilitarles ejercicio físico regulado.

⇨ Acondicionar un entorno seguro para sus paseos.

⇨ Utilizar señales de orientación.

⇨ Proteger el lugar con cerraduras y sistemas de seguridad para que no consiga salir, puede perderse.

⇨ Utilizar pulseras de identificación, por si llegara a perderse.

⇨ No prestar atención a las caminatas, reforzar actividades alternativas.

C) Repetición de palabras y acciones

Son actos involuntarios sin motivación aparente, consecuencia de un estado de intranquilidad o excitación (repiten preguntas, se frotan las manos, abren los grifos, hacen ruidos sin finalidad aparente...)

⇨ Acercarse a la persona enferma con calma y hablarla en tono pausado.

⇨ Presionar la parte del cuerpo donde se manifiesta la agitación.

⇨ Intentar distraerla, no regañarla.

⇨ Si el gesto que se repite es con las manos, aprovecharemos para que realice algún tipo de acción manual, doblar la ropa, contar pinzas, etc.

⇨ Procurar no dejarla sola, se debe supervisar en la distancia.

⇨ Es recomendable utilizar música que relaje la situación ambiental.

D) Alucinaciones

Las personas enfermas con alucinaciones ven, oyen y sienten cosas que no existen, y con frecuencia estas son de tipo visual.

⇨ Nunca se le debe negar la alucinación, para ella ha sido real.

⇨ Tranquilizarla, hablándole en tono suave, diciéndole en todo momento quien somos, para que se sienta confiada y segura.

⇨ Intentar distraerla.

⇨ Si la alucinación no le causa angustia, ni entraña peligro, puede no ser necesario intervenir.

⇨ Consultar al equipo médico sobre la revisión de la medicación.

E) Delirios

Consisten en falsas ideas que no tienen evidencia en la realidad. Son frecuentes los delirios de perjuicio, la persona enferma cree que la roban o la quieren infringir algún daño.

⇨ Situarla en un espacio conocido y familiar.

⇨ Escucharla para que se sienta atendida.

⇨ No discutir con ella. Ni darla la razón, ni llevarla la contraria. Diremos que la vamos a ayudar.

⇨ Si tiene delirios de robo, prestar atención a los lugares donde suele esconder las cosas.

⇨ Desviar su atención hacia cosas o actividades más agradables.

F) Inactividad. Apatía

Las personas enfermas con apatía presentan falta de interés por las actividades diarias, por el cuidado personal, disminuyen la respuesta emocional y no tienen iniciativa. Es importante diferenciar la persona apática de la persona deprimida, pues las pautas a seguir son distintas.

⇨ Es importante organizarle actividades que le resulten placenteras, para animarla.

⇨ Hacerla sentir útil.

⇨ Si la persona no desea participar es preferible no insistir. Distraerla y más tarde volverlo a intentar.

⇨ Fomentar que realice algún ejercicio físico y que se relacione con otras personas.

⇨ En algún caso será conveniente recurrir a la medicación para solventar esta actitud. Consultar al equipo médico.

Mejorar la comunicación a través de la lectura:

▶ Respetar los gustos de la persona enferma, por ejemplo averiguar si prefiere acontecimientos sociales, textos históricos, novelas, etc.

▶ Utilizar libros cuyo contenido le sea familiar, así los comprenderá mejor y disfrutará más.

▶ Elegir historias divertidas, alegres e interesantes.

▶ Leer las historias con un tono ameno, esto conseguirá que pueda seguirnos.

▶ Elegir el momento adecuado según el estado anímico de la persona enferma.

▶ No prolongar demasiado la sesión de lectura y tener en cuenta la capacidad de atención de la persona mayor.

▶ Considerar la existencia de cualquier déficit sensorial. Es necesario conocer si sufre algún problema visual o auditivo y las implicaciones que esto puede tener sobre la lectura.

5.2.3. Estrategias de comunicación

Tratar a la persona enferma de Alzheimer con respeto y dignidad. No criticarla, ni avergonzarla.

Comenzar la conversación identificándose y dirigiéndose a la persona usuaria por su nombre. De esta manera se la orienta y hace que preste más atención.

Invitarle a participar en alguna actividad en vez de exigírselo.

Reducir el ruido y distracciones.

Establecer unas rutinas diarias como por ejemplo el horario de comida, la hora de acostarse, etc.

Evitar la prisa y alboroto alrededor de la persona.

Hablar de manera clara y despacio.

Utilizar un tono de voz bajo y movimientos lentos ya que transmite tranquilidad.

Analizar el tono de voz de la persona usuaria ya que nos indica sus emociones.

Utilizar la comunicación no verbal.

Mirarla directamente a los ojos y mantener la mirada mientras nos comunicamos.

Expresarle de manera frecuente quienes somos, donde se encuentra, el día que es, etc.

Utilizar frases cortas, sencillas y directas.

Realizar preguntas fáciles.

Repetir los sustantivos en vez de utilizar pronombres.

Utilizar expresiones agradables y positivas.

Darle tiempo para responder.

Emplear el tacto.

Demostrarle que se le está escuchando.

Demostrarle interés en lo que nos está diciendo.

Reformular lo que se observa, por ejemplo, "parece que tiene hambre..."

Reforzar los comportamientos con sonrisas, tacto suave, etc.

6. El tratamiento farmacológico

Para la enfermedad de Alzheimer los fármacos indicados son los inhibidores de la acetilcolinesterasa (IACE): se inhibe a la enzima colinesterasa impidiendo que se destruya la acetilcolina liberada, produciendo como consecuencia un aumento en la concentración y en la duración de los efectos de este neurotransmisor.

Los IACE de uso actual son el donecepilo (Aricept®, la rivastigmina (Exelón®, Prometax®) y la galantamina (Reminyl®); los tres se dosifican escalonadamente, en general subiendo la dosis cada mes. Los IACE producen mejoría cognitiva.

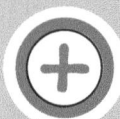 Los inhibidores de la acetilcolinesterasa han sido vinculados con el agravamiento del parkinsonismo y la producción de síndromes extrapiramidales en pacientes tratados concomitantemente con antipsicóticos (haloperidol, tiaprida y risperidona), medicación de uso común en ancianos con demencia para el manejo de las alucinaciones, los delirios, la agresión, la excitación psicomotriz y los trastornos del sueño. Deberá vigilarse estrechamente la administración de antipsicóticos en pacientes tratados con IACE.

 De forma paralela al tratamiento farmacológico, el cuidador del enfermo de Alzheimer debe seguir unas pautas de actuación que van a facilitar la convivencia con él y la vida diaria de ambos.

 Las técnicas de entrenamiento de la memoria son un conjunto de procedimientos que se llevan a cabo para conocer el funcionamiento de la memoria y para poder incidir en el rendimiento de la misma.

Todas las técnicas de entrenamiento cognitivo que hemos visto las pueden aplicar los familiares de los pacientes con Alzheimer.

Los objetivos del entrenamiento de la memoria son:

▶ Ejercitar la memoria inmediata a través de la presentación de estímulos visuales y auditivos.

▶ Optimizar la memoria reciente a través de la presentación de estímulos verbales y visuales.

▶ Enseñar elementos emotivos que favorezcan la permanencia de los recueros lejanos.

▶ Potenciar la orientación de la persona.

Otros tipos de entrenamiento que hemos estudiado en esta unidad son:

▶ Entrenamiento de la atención.

▶ Entrenamiento de la orientación espacial, temporal y personal.

▶ Entrenamiento del razonamiento.

La enfermedad de Alzheimer es un tipo de demencia cerebral, es una enfermedad neurodegenerativa que afecta de manera muy importante a la capacidad de expresión de la persona enferma. La comunicación con una persona enferma de Alzheimer va deteriorándose conforme avanza la enfermedad. El lenguaje espontáneo disminuye y las conversaciones cada vez se hacen más cortas, afectando tanto la producción como la comprensión del lenguaje verbal.

Según avance la enfermedad, debemos simplificar las frases, y añadir más gestos y expresiones que ayuden a visualizar lo que queremos decir.

Las personas enfermas de Alzheimer comprenden el lenguaje no verbal hasta el último momento, así como las manifestaciones emocionales, un beso, una caricia, cogerle la mano, etc. En las últimas fases, una sonrisa o una caricia son el único medio de comunicación con la persona enferma.

UNIDAD DIDÁCTICA 4

Estimulación de los enfermos.
Actividades que retrasan
el deterioro

Contenido & Objetivos

Introducción

1. Técnicas de estimulación para enfermos de Alzheimer

2. Actividades de fisioterapia

Los **objetivos** de esta unidad son:

1. Diferenciar las distintas técnicas de estimulación cognitiva para enfermos de Alzheimer.

2. Conocer las actividades de fisioterapia que previenen el deterioro físico del enfermo en sus diferentes fases.

Introducción

Con los enfermos de Alzheimer es de vital importancia dedicar tiempo cada día para la estimulación cognitiva, y la gran meta para el cuidador es, entre otras, conseguir el retraso en la evolución de la enfermedad.

Para controlar los síntomas de la enfermedad de Alzheimer, existen terapias no farmacológicas basadas en la estimulación física y cognitiva que hacen retrasar el deterioro del enfermo, ya que les ayuda a preservar durante más tiempo sus capacidades y que, por tanto, sean más independientes.

1. Técnicas de estimulación para enfermos de Alzheimer

1.1. Consideraciones generales

En los enfermos de Alzheimer es muy importante conseguir un retardo en la evolución de la enfermedad. Uno de los efectos que el Alzheimer provoca es el de la progresiva pérdida de las capacidades cognitivas:

⇨ La capacidad de concentración se vuelve escasa y la atención se ve afectada.

⇨ La afectación de la atención y de la memoria hace que el pensamiento se vea empobrecido. Esto se manifestará con la dificultad para realizar operaciones básicas como la realización de las tareas diarias.

⇨ La afectación del lenguaje comienza con la pérdida de palabras que afectará a sus conversaciones y finaliza con la pérdida total del lenguaje.

1.2. Mejorar la memoria

El trabajo se orienta a ejercitar y mejorar tanto la memoria reciente, como favorecer el mantenimiento de recuerdos más lejanos.

a) Repetición de números o palabras para ejercitar la memoria inmediata.

b) Juegos de memoria con tablillas de imágenes distintas.

c) Juegos de memorización de palabras o frases.

d) Ejercicios para recordar acontecimientos y noticias.

e) Recordar hechos cotidianos como la comida o lo que se hizo el día anterior.

f) Apoyarse en material visual y verbal, como una canción o frase hecha, para evocar recuerdos remotos. Así se realizan ejercicios de memoria biográfica y acciones relacionadas con los datos personales del paciente, como nombres de familiares, número de teléfono o lugar en el que vive.

1.3. Estimular la orientación

La orientación se estimula, tanto para mejorar el conocimiento que el enfermo de Alzheimer tiene sobre el ámbito espacio-temporal en el que se desenvuelve, como los datos sobre la propia persona.

La técnica más sencilla es la de realizar al paciente preguntas básicas para mejorar la orientación en tres sentidos: temporal, espacial y personal.

⇨ **Orientación temporal:** preguntas sobre el mes, año, día o estación en la que nos encontramos o por festivos determinados.

⇨ **Orientación espacial:** cuestiones sobre la ciudad, el barrio o incluso el domicilio en el que se encuentra.

⇨ **Orientación personal:** sobre el nombre del enfermo, su fecha de nacimiento o incluso si está casado.

 Esta técnica se refuerza mediante el uso de ayudas gráficas como calendarios, relojes o mapas, para ayudar así también a mejorar el nivel de atención.

1.4. Estimular el lenguaje

Para optimizar la capacidad verbal del paciente debe trabajarse tanto en el lenguaje oral como escrito. Los ejercicios encaminados a estimular esta área son:

⇨ Descripción de imágenes, hechos, láminas o situaciones.

⇨ Ejercicios de lectura y escritura. Mediante dictados, copias o descripciones. Centrándose en frases, palabras o sílabas.

⇨ Asociación de palabras y complementar familias de palabras.

⇨ Completar palabras.

⇨ Ejercicios de repetición de palabras, letras, frases o números. La repetición es más importante cuanto mayor es el deterioro del paciente.

⇨ Denominación de los objetos cotidianos, incluso de la comida que hay en la mesa o el nombre de familiares.

1.5. Mejorar las gnosias

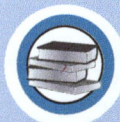 Las gnosias son la capacidad que tiene el cerebro para reconocer información previamente aprendida como pueden ser objetos, personas o lugares a través de nuestros sentidos.

Se debe ejercitar la percepción y reconocimiento tanto de formas como de características físicas de personas y objetos, de forma visual, táctil y auditiva. Algunos ejercicios a tener en cuenta son:

⇨ Reconocimiento de letras y números en relieve.

⇨ Tocar objetos cotidianos para reconocerlos.

⇨ Reconocer e imitar sonidos. Realizar sonidos de objetos cotidianos o animales, por ejemplo.

⇨ Reconocimiento facial de familiares, conocidos y de personajes famosos.

⇨ Reconocimiento de colores. Nombre de los colores, asociar los objetos con su color tradicional.

⇨ Reconocer imágenes gráficas, mediante asociación de imágenes y palabras, fotografías, letras, números. Apoyarse en láminas para el reconocimiento de objetos cotidianos.

1.6. Mejorar las praxias

 Las praxias son los movimientos organizados que realizamos para llevar a cabo un plan o alcanzar un objetivo.

Para trabajar las capacidades práxicas del enfermo de Alzheimer se debe aprovechar sus gustos personales y aficiones y buscar tareas aplicables a su vida diaria.

⇨ Unir puntos numerados para completar un dibujo.

⇨ Utilizar objetos cotidianos, dárselos al paciente para que los nombre, diga para qué sirven y demuestre su uso.

⇨ Pedirle que dibuje elementos cotidianos como un teléfono, un árbol o una casa.

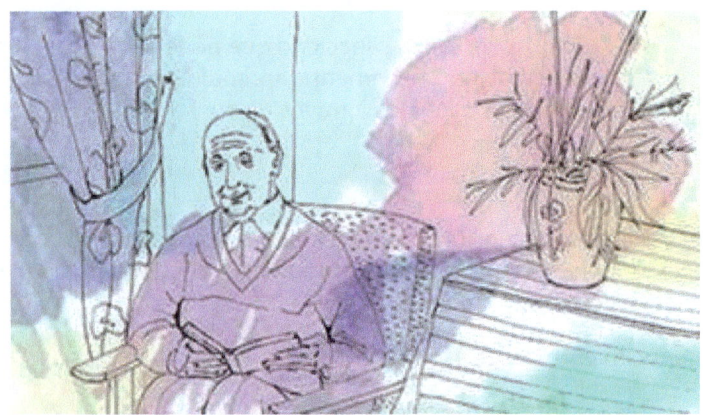

2. Actividades de fisioterapia

2.1. Objetivos del tratamiento

Por desgracia el Alzheimer sigue siendo incurable, pero la comunidad científica se muestra optimista por encontrar una cura a corto plazo.

Los objetivos del tratamiento disponible en la actualidad consisten en mejorar la calidad de vida de estos pacientes procurando una ralentización de la progresión de los síntomas. Al enlentecer la pérdida, pretendemos mantener al paciente autónomo el mayor tiempo posible.

Los objetivos del tratamiento son:

⇨ Mejorar la calidad de vida del paciente.

⇨ Mejorar sus capacidades físicas.

⇨ Disminución de la rigidez articular y la espasticidad muscular.

⇨ Mejorar la coordinación y equilibrio.

⇨ Mantener el mayor tiempo posible la independencia funcional del paciente, sobre todo en la deambulación y en actividades de la vida diaria (AVD).

⇨ Mejora de las enfermedades que puedan presentarse, por la edad que tienen estos enfermos.

⇨ Prevención de las complicaciones que surjan en el transcurso de la enfermedad, sobre todo en la fase de encamamiento (deformaciones articulares, rigidez, úlceras por presión).

2.2. Fases del tratamiento

2.2.1. Tratamiento fisioterapéutico en la fase ligera

El objetivo primordial en esta fase es retrasar la pérdida de las capacidades físicas y funcionales que posea el enfermo.

⇨ **Cinesiterapia activa**

La cinesiterapia activa se basa en movimientos producidos por contracción muscular activa y voluntaria del paciente.

⇨ **Bipedestación y marcha**

La bipedestación es conocida como la acción de ponerse o permanecer de pie, pudiendo ser mediante diferentes formas, dependiendo de la capacidad de cada persona para realizarlo. Realizar entrenamiento de bipedestación tiene múltiples beneficios para los diferentes sistemas de nuestro cuerpo:

- Activa el sistema circulatorio.

- Impulsa el peristaltismo, mejorando el tránsito intestinal.

- Mejora la propiocepción en extremidades inferiores.

- Reduce el riesgo de subluxación de caderas.

- Mejora del control postural y equilibrio: el control de tronco y el control cefálico.

- Mejora la capacidad visual al aumentar el campo visual.

- Previene alteraciones musculoesqueléticas.

- Previene la osteoporosis.

- Mejora del sistema cardiorrespiratorio.

- Mejora en el ánimo y autoestima.

- Redunda en mayor integración social.

⇨ **Ejercicios de Frenkel**

Los ejercicios de Frenkel se utilizan para mejorar la coordinación y el control propioceptivo. Esta actividad rehabilitadora es de elección para aquellas personas que tienen ataxia, síntoma que encontramos frecuentemente en personas con daño cerebral adquirido. El proceso de aprendizaje de este método de regulación del movimiento es semejante al requerido para aprender cualquier nuevo ejercicio.

⇨ **Fortalecimiento muscular, sobre todo de los músculos antagonistas de la deformidad y correctores posturales**

Mejorar y/o mantener la capacidad de deambular lo más independiente y funcional posible.

⇨ **Estiramientos de la musculatura retraída**

Es una posición especifica determinada, destinada a incrementar y mantener la longitud de un músculo o grupo de músculos.

⇨ **Masoterapia**

Es una técnica integrada en la fisioterapia que consiste en el uso de distintas técnicas de masaje con fines terapéuticos, para tratar enfermedades y lesiones.

2.2.2. Tratamiento fisioterapéutico en la fase moderada

Debido al deterioro cognitivo de esta fase, existe una dependencia de la ayuda externa para la mayoría de las actividades cotidianas y disminuye la capacidad de respuesta frente a los estímulos, capacidad respiratoria, actividad voluntaria e independencia funcional. Por este motivo es necesario intensificar los mecanismos de seguridad, en prevención de accidentes y caídas.

⇨ **Cinesiterapia activa**

Se basa en movimientos producidos por contracción muscular activa y voluntaria del paciente.

⇨ **Cinesiterapia pasiva o activa-asistida**

Es la realizada por el terapeuta sobre el paciente. En este caso el paciente no realiza ningún tipo de movimiento activo y es el terapeuta el que realiza todo el esfuerzo físico de mover los diversos segmentos o grupos musculares.

⇨ **Deambulación**

Es fundamental mantener la marcha para retrasar todo lo posible las complicaciones de la inmovilidad, a veces es necesario la utilización de bastones y andadores. Si es posible, paseos al aire libre, en un entorno tranquilo y con control de esfuerzo.

⇨ **Estiramientos de la musculatura retraída**

Es una posición específica determinada, destinada a incrementar y mantener la longitud de un músculo o grupo de músculos.

⇨ **Esquema corporal y reconocimiento de su propio cuerpo**

Desarrollo del conjunto de capacidades relacionadas con la percepción y conocimiento del propio cuerpo. Del esquema corporal dependen funciones como la imagen corporal, el control postural, la lateralidad, el equilibrio y la coordinación.

⇨ **Ejercicios de Frenkel, adaptados a las condiciones del enfermo**

Los ejercicios de Frenkel se utilizan para mejorar la coordinación y el control propioceptivo. Esta actividad rehabilitadora es de elección para aquellas personas que tienen ataxia, síntoma que encontramos frecuentemente en personas con daño cerebral adquirido. El proceso de aprendizaje de este método de regulación del movimiento es semejante al requerido para aprender cualquier nuevo ejercicio.

2.2.3. Tratamiento fisioterapéutico en la fase severa

En esta fase el deterioro cognitivo es muy importante y es difícil conseguir la colaboración y ejecución de órdenes por parte del enfermo.

⇨ **Cinesiterapia**

Hay que retrasar en lo posible el encamamiento del enfermo y complicaciones que presenta como son: escaras, retracciones articulares, atrofia muscular, alteraciones metabólicas, urinarias y respiratorias.

⇨ **Periodo de encamamiento**

• Movilizaciones pasivas analítica y global de todas las articulaciones del cuerpo.

• Cambios posturales: cada 2 horas si el enfermo está encamado y cada hora si está sentado.

• Fisioterapia respiratoria.

2.3. Tendencia a la cronicidad e invalidez

Las enfermedades largas o las dolencias que con el paso del tiempo se convierten en habituales se llaman crónicas, y este tipo de patologías prolongadas son muy frecuentes en los ancianos. Tanto es así que constituyen las causas de la mayor parte de las patologías en las personas de mayor edad. Debido a la cronicidad, estas enfermedades tienden a producir incapacidades e invalideces permanentes.

Dentro de las enfermedades que producen cronicidad y en algunos casos invalidez en los ancianos podemos señalar:

⇨ Las que afectan al aparato cardiocirculatorio como la hipertensión arterial, la cardiopatía isquémica y las vasculopatías periféricas entre las que se encuentran la enfermedad cerebrovascular, la enfermedad arterial de los miembros inferiores, las tromboflebitis y lesiones vasculares de los propios miembros inferiores.

⇨ Las osteoarticulares, fundamentalmente la artrosis y la osteoporosis.

⇨ Las del aparato respiratorio como la enfermedad pulmonar obstructiva crónica.

⇨ Las neuropsiquiátricas con la demencia senil en primer lugar así como la enfermedad de Parkinson y los estados depresivos crónicos, sin olvidar el Alzheimer.

⇨ Entre las enfermedades endocrinas destaca la diabetes como enfermedad crónica.

⇨ Enfermedades crónicas de los órganos de los sentidos que desembocan en disminución de la agudeza visual y sordera por ejemplo.

 Todas estas patologías de alta incidencia y prevalencia en los ancianos son patologías crónicas y que generan en muchos casos invalideces casi siempre irreversibles.

2.4. Actividades preventivas del deterioro del estado general

Como medidas preventivas y educativas hay tres niveles en todos los cuales la contribución de la fisioterapia es fundamental:

⇨ **Prevención primaria**

Consiste en reducir el número de deterioros, incluyendo la educación sanitaria y la buena forma física.

⇨ **Producido el deterioro**

Se propone limitar las discapacidades mediante tratamiento precoz y prevenir complicaciones.

⇨ **Incapacidades irreversibles**

Intentamos reducir la minusvalía mediante el entrenamiento, autoatención y la adaptación al medio para recuperar el funcionamiento máximo posible al que podamos optar.

Veamos las medidas preventivas en los siguientes casos:

⇨ **El anciano encamado**

En primer lugar, hablaremos del peor de los casos: el anciano encamado.

En los cuales, ya sea por enfermedad o por intervención quirúrgica, debemos someterlos lo antes posible a un tratamiento postural y profiláctico adecuado. El encamamiento prolongado es el primer enemigo de la fisioterapia del anciano. En estos pacientes se deben tomar las siguientes medidas preventivas:

- Mantener al paciente en una posición cómoda, la cual debe ser modificada con regularidad para evitar que se dañe la piel en los puntos de presión.

- Mantenerlo limpio y atender sus necesidades fisiológicas.

- Asegurarse de que ingiere los alimentos adecuados y el suficiente líquido.

- Mantener la función respiratoria.

- Proteger la piel.

- Prevenir las complicaciones que conlleva la pérdida de posturas funcionales.

En este último aspecto nos fijamos en la facilidad de encontrarnos con un pie equino y contracturas de cadera, rodilla, muñeca, codo y hombros que pueden evitarse realizando movilizaciones pasivas de las articulaciones y corrigiendo con frecuencia las posiciones anormales.

⇨ **Las úlceras por presión**

Otro apartado del anciano encamado que requiere nuestra atención es la de prevención de las úlceras por presión: lesión que se produce en la piel de cualquier parte del cuerpo al ejercer sobre esta una presión prolongada contra un plano duro.

Para prevenir estas úlceras es conveniente seguir con cuidado los siguientes puntos:

- Examen diario de la piel del anciano.

- Movilizaciones pasivas articulares.

- Disminuir la presión y modificar los puntos de presión mediante cambios posturales cada 2 horas en pacientes encamados y en pacientes en sedestación cada 30 minutos.

- El cabezal de la cama debe tener una inclinación inferior a 30º.

- Utilizar colchones de presión variables (colchones antiescaras).

En los enfermos de Alzheimer es muy importante conseguir un retardo en la evolución de la enfermedad. Uno de los efectos que el Alzheimer provoca es el de la progresiva pérdida de las capacidades cognitivas.

Por ello hay que mejorar la memoria, estimular la orientación (tanto para mejorar el conocimiento que el enfermo de Alzheimer tiene sobre el ámbito espaciotemporal en el que se desenvuelve, como los datos sobre la propia persona), estimular el lenguaje y mejorar tanto las gnosias como las praxias.

Las gnosias son la capacidad que tiene el cerebro para reconocer información previamente aprendida como pueden ser objetos, personas o lugares a través de nuestros sentidos. Mientras que las praxias son los movimientos organizados que realizamos para llevar a cabo un plan o alcanzar un objetivo.

Los beneficios que aporta la fisioterapia en la demencia contribuyen a mantener el mayor grado de autonomía física y funcional en cada fase de la enfermedad, con el objetivo de mejorar la calidad de vida del afectado y su familia. Para ello, se emplean una serie de actividades físicas y cognitivas según las necesidades detectadas.

UNIDAD DIDÁCTICA 5

Mejora de la calidad de vida del enfermo y la familia

Contenido & Objetivos

Los **objetivos** de esta unidad son:

1. Saber qué significa calidad de vida, tanto para el enfermo como para sus familiares y/o cuidadores.

2. Conocer qué es la autonomía personal y cómo fomentarla.

3. Valorar la importancia del autocuidado del cuidador.

Introducción

En esta última unidad estudiaremos aquellos aspectos que pueden mejorar la calidad de vida tanto del enfermo como de sus familiares: fomentar la autonomía personal, utilizar estrategias para mejorar la motivación y el aprendizaje de la persona enferma y conocer las prestaciones de los servicios de atención residencial.

Asimismo, analizaremos la importancia del autocuidado del cuidador y estudiaremos la Ley de Dependencia.

Como veremos más adelante, la atención a las personas en situación de dependencia y la promoción de su autonomía personal constituye uno de los principales retos de la política social de los países desarrollados.

1. Concepto de calidad de vida

El concepto de calidad de vida se refiere a la percepción subjetiva individual del paciente, en relación a la enfermedad y sus condicionantes (cognitivos, psicológicos, funcionales, etc.).

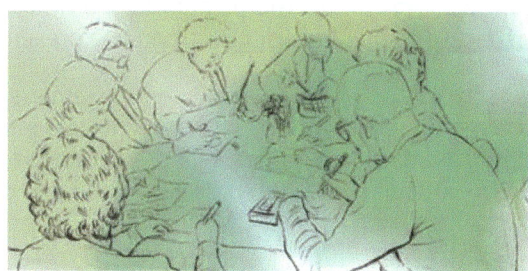

Los enfermos valoran el estado de ánimo, el bienestar psicológico y las relaciones personales como los aspectos fundamentales en su calidad de vida.

Los cuidadores, familiares y profesionales, tienden a relacionar calidad de vida con aspectos como el grado de dependencia, los síntomas neuropsiquiátricos y el grado de deterioro cognitivo.

 En las fases más avanzadas de la enfermedad, aspectos como el dolor, el sondaje nasogástrico o los trastornos del comportamiento se relacionan con peor calidad de vida, mientras que el uso de medicación analgésica, el mantenimiento de la capacidad de interacción y la buena comunicación entre familiares y equipo asistencial se relacionan con mejor calidad de vida.

2. Mejorando la autonomía y autoestima de las personas dependientes

2.1. Qué es la autonomía personal y cómo fomentarla

 La autonomía personal es la capacidad que tiene una persona para tomar decisiones por sí misma y actuar con total libertad, de manera que orienta sus actos y asume el riesgo de su conducta.

La autonomía personal se adquiere a lo largo del crecimiento por medio de la capacidad de aprendizaje, puesto que se va adquiriendo conductas y habilidades que permitirán un mayor grado de adaptación en el entorno. La autonomía personal se adquiere de manera paulatina y no de forma progresiva.

La falta de autonomía no solo va a afectarle a él sino también a su entorno familiar y social al necesitar de un apoyo externo para poder cubrir las demandas del medio físico y social. En este caso se puede decir que la persona presenta dependencia.

La dependencia es "el estado en el que se encuentran las personas, que por razones ligadas a la falta o la pérdida de autonomía física, psíquica o intelectual, tienen necesidades de asistencia y ayudas importantes a fin de realizar los actos corrientes de la vida diaria y de modo particular, los referentes al cuidado personal" (Libro Blanco de la Dependencia).

El usuario dependiente va a necesitar ayuda o asistencia para realizar las actividades de la vida cotidiana. Cabe decir que no todas las situaciones de dependencia son iguales, ya que no todas las situaciones se producen como la consecuencia de una pérdida.

 Hay otras situaciones en las que la causa de una discapacidad son que el usuario directamente no ha adquirido ciertas habilidades y, por lo tanto, no se puede decir que las ha perdido, simplemente no las tiene. También hay que mencionar que no todas las dependencias se refieren a términos físicos o biológicos, ya que muchos tipos de dependencia se producen en otros ámbitos como en el psicológico, etc.

¿Qué se recomienda para fomentar la autonomía personal?

⇨ Ayudar solo en lo que sea necesario.

⇨ Acondicionar el entorno para facilitar la realización de la conducta.

⇨ Favorecer la autonomía reforzando las conductas autónomas.

⇨ Potenciar la autoestima.

2.2. Evaluación de la autonomía personal

La evaluación de la autonomía personal es adecuada para:

⇨ Identificar las áreas que presentan déficit.

⇨ Detectar situaciones de riesgo.

⇨ Conseguir un diagnóstico que permita la intervención más correcta.

Para llevar a cabo la evaluación de la autonomía personal se emplean:

⇨ **La entrevista:**

Se trata de hablar directamente con la persona, familiares o cuidador para recabar información acerca de su nivel de autonomía y la posibilidad de intervención o inserción del usuario en un programa.

Es esencial que el profesional que realice la entrevista genere un clima de confianza y seguridad, empatizando con el interlocutor.

La entrevista se puede programar de diferentes maneras:

• Entrevista estructurada: se realiza a partir de un cuestionario.

• Entrevista sin estructurar: solo se utiliza un guion y se va reconduciendo la entrevista para poder obtener la información necesaria.

⇨ **La observación**

Consiste en observar directamente el comportamiento en situaciones reales. Se debe utilizar una hoja de registro para poder plasmar toda la información esencial.

⇨ **Las escalas estandarizadas**

Son escalas que se utilizan para describir y cuantificar la situación funcional. Existen diferentes tipos, siendo las más usuales:

- El índice de Katz: valora las actividades de la vida diaria.

- El índice de Barthel: valoración funcional de la independencia.

- Escala de Lawton y Brody: evalúa las actividades instrumentales.

⇨ **La auto observación**

Se trata de que la propia persona registre sus conductas y pensamientos.

2.3. ¿Cómo se adquieren los hábitos de autonomía personal?

 El hábito es la conducta aprendida que la persona ejecuta de manera automática en el momento oportuno y de manera adecuada.

La autonomía se ve favorecida mediante la adquisición de hábitos.

Estas son las fases de adquisición de habilidades de autonomía personal:

⇨ **Primera fase: preparación**

En esta fase hay que tener en cuenta la planificación y preparación psicológica para la adquisición de nuevas habilidades. Hay que evaluar a la persona para conocer qué conductas se quieren desarrollar (objetivos). También hay que tener claro las personas que participan en el proceso de enseñanza y aprendizaje, la metodología que ha de emplearse, los recursos con los que se cuenta y el plazo en el que se quieren cumplir los objetivos. Es esencial que la persona esté predispuesta y motivada.

⇨ **Segunda fase: aprendizaje**

Consiste en estudiar la habilidad propiamente dicha, que se concretará en la ejecución de la conducta deseada. Para ello hay que apoyarse en una programación secuenciada de los diferentes pasos que implica cada actividad y hay que asegurarse de que la persona haya comprendido la secuencia.

⇨ **Tercera fase: automatización**

Es el entrenamiento. La persona realizará la conducta aprendida en el momento que se le solicite. En esta fase se advierte cuándo es necesario realizar la conducta cursada.

⇨ **Cuarta fase: consolidación**

La persona ya ha adquirido el hábito y es autónoma para la realización de dicha actividad.

2.4. Intervenciones en la autonomía personal: la terapia ocupacional

La terapia ocupacional es "una profesión sociosanitaria, que por medio de la valoración de las capacidades y problemas físicos, psíquicos, sensoriales y sociales del individuo, pretende, con un adecuado tratamiento, capacitarle para alcanzar el mayor grado de independencia posible en su vida diaria, contribuyendo a la recuperación de la enfermedad y facilitando la adaptación a su discapacidad" (Asociación Profesional Española de Terapeutas Ocupacionales).

Con la terapia ocupacional se pretende capacitar a la persona para conseguir el mayor grado de autonomía e independencia a través de la actividad como instrumento terapéutico, se le entrena para que pueda llevar a cabo diversas actividades de la manera más autónoma posible.

El rol de la terapia ocupacional en las instituciones geriátricas no solo se circunscribe a la coordinación de espacios terapéuticos de estimulación grupal, se trabaja de forma personal con los residentes con el objetivo primordial de potencializar las habilidades presentes para conservar y desarrollar la independencia del usuario.

2.4.1. Objetivo

El objetivo principal es el de mejorar la calidad de vida consiguiendo el máximo nivel de autonomía e integración de la persona. Se desglosa en:

⇨ Promover la salud y el bienestar.

⇨ Minimizar o prevenir el deterioro.

⇨ Compensar las disfunciones instauradas.

2.4.2. Campos

Campos de la terapia ocupacional:

⇨ Pediatría.

⇨ Psiquiatría.

⇨ Geriatría.

⇨ Dependencia.

⇨ Deficiencias sensoriales.

⇨ Deficiencia mental.

⇨ Cuidados paliativos.

2.4.3. Clasificación

Según el objeto de la terapia específica se puede distinguir:

⇨ Terapia ocupacional recreativa: aprendizaje sobre la ocupación del tiempo libre.

⇨ Terapia ocupacional ergoterapia: enseñanza y práctica de un oficio o arte plástica que puede llegar a convertirse en una actividad productiva o rentable.

⇨ Terapia ocupacional educacional: entrenamiento en las actividades de la vida diaria.

2.4.4. Funciones

Funciones de terapia ocupacional en geriátricos:

⇨ Evaluación de las habilidades y destrezas del adulto mayor.

⇨ Evaluación del entorno físico de la institución.

⇨ Coordinación de talleres terapéuticos grupales.

⇨ Adaptación y graduación de actividades ocupacionales.

⇨ Organización de rutinas y dinámicas institucionales.

⇨ Diseño, confección y entrenamiento en ayudas técnicas.

⇨ Asesoramiento en dispositivos de movilidad asistida.

⇨ Estructuración y modificación del ambiente.

3. La motivación

3.1. Definición y etapas

La motivación que tenga el enfermo va a ser fundamental para encontrar sus hábitos de autonomía personal, por ello es preciso conocer cómo es la motivación en diferentes tipos de colectivos.

La motivación es un proceso dinámico. Los estados motivacionales están en continuo flujo, es un estado de crecimiento y declive perpetuo.

⇨ **Primera etapa:** anticipación

El individuo tiene alguna expectativa de satisfacción de un motivo. Se caracteriza por un estado de privación y deseo de conseguir una meta.

⇨ **Segunda etapa:** activación y dirección

El motivo es activado por un estímulo intrínseco o extrínseco.

⇨ **Tercera etapa:** conducta activa y retroalimentación (feedback) del rendimiento

El individuo participa en conductas dirigidas que le permiten aproximarse a una meta deseable. Mediante los esfuerzos de enfrentamiento y la resultante retroalimentación de éxito o fracaso, el individuo evalúa la efectividad de la conducta dirigida.

⇨ **Cuarta etapa:** resultado

El individuo vive las consecuencias de la satisfacción del motivo (si el motivo no está satisfecho, entonces persistirá la conducta).

Cuando la conducta está motivada por fuerzas intrínsecas (por ejemplo, curiosidad) está autorregulada. Cuando la motivan fuerzas extrínsecas (por ejemplo, halagos) está regulada por el ambiente. En el caso de un usuario, algunos motivadores extrínsecos podrían ser: relacionarse con otras personas. Por lo tanto, aspectos del ambiente aportan la motivación para realizar o no la conducta. La motivación autorregulada generalmente surge de intereses, necesidades y reacciones personales al propio comportamiento.

 Los motivos humanos se han organizado basándose en modelos jerárquicos. Algunos de ellos cumplen funciones básicas y de supervivencia, mientras que otros tienen funciones superiores orientadas hacia el crecimiento. Por ejemplo, nos encontramos con la pirámide de necesidades de Maslow, que incluye necesidades fisiológicas, de seguridad, pertenencia, valoración y autorrealización.

Una manera de evaluar la motivación es pedirle a la persona un autoinforme de su nivel de motivación. Esto se puede hacer en una entrevista o mediante un cuestionario. La ventaja de los cuestionarios es que son fáciles de realizar, permiten recabar la información exacta, y le dan a la persona que responde varias opciones de respuesta a una pregunta concreta. Sin embargo, las personas pueden distorsionar sus autoinformes deliberadamente para dar puntuaciones socialmente deseables y desconocer sus propios motivos.

3.2. Tipos de motivación

⇨ **Motivación fisiológica**

La perspectiva fisiológica presenta el punto de vista biológico dentro del campo de la motivación y explora cómo los sistemas nervioso y endocrino inciden en los motivos y las emociones. El análisis fisiológico presta mucha atención a cómo el cuerpo se prepara para la acción, como produce sensaciones de placer y dolor y cómo regula los sistemas internos para preservar la salud y la supervivencia.

⇨ **Motivación extrínseca e intrínseca**

El estudio de la motivación extrínseca introduce la perspectiva conductista. El conductismo no niega que las conductas tengas causas internas, pero consideran que las causas fundamentales de la conducta se encuentran fuera y no dentro de la persona.

⇨ **Motivación cognitiva**

Lo que determina la emoción son los pensamientos y procesos mentales.

⇨ **Diferencias individuales**

El enfoque de personalidad reconoce que la gente comparte una gran variedad de motivos comunes, pero también señala la existencia de diferencias individuales entre los motivos específicos.

3.3. La motivación y el aprendizaje de las personas enfermas

Las personas que sufren demencias se caracterizan por tener trastornos que afectan al pensamiento y a las funciones cognitivas. El deterioro afecta a su rendimiento, que hará que disminuya. Esto a su vez influye en el área emocional.

Estrategias para mejorar la motivación y el aprendizaje:

⇨ Potenciar ambientes estructurados para facilitar la comprensión de las situaciones.

⇨ Utilizar señalizaciones y marcadores para facilitar la comprensión de posibles modificaciones en rutinas, entornos, actividades y personas.

⇨ Plantear actividades variadas y relacionadas con sus intereses, competencias y motivaciones.

⇨ Plantear objetivos alcanzables.

⇨ Potenciar la comunicación y la aprobación cuando realicen bien las actividades, ya que necesitan saber que lo están haciendo bien.

4. La atención residencial

La prestación de un servicio de atención residencial puede tener carácter permanente, cuando el centro se convierta en la residencia habitual de la persona; o temporal, cuando se atiendan estancias temporales de convalecencia o durante vacaciones, fines de semana y enfermedades, así como en periodos de descanso de los cuidadores habituales no profesionales.

Los distintos tipos de recursos pueden ser clasificados en:

⇨ **Residencias para personas gravemente afectadas**

Que atienden a personas con discapacidad física, trastorno del desarrollo intelectual, parálisis cerebral, trastornos del espectro autista, graves problemas de conducta o deterioro mental (bien sea por su edad o como consecuencia de la discapacidad intelectual).

• Atención sanitaria, que engloban actuaciones para la atención, la fisioterapia y la terapia.

• Intervención psicosocial, que incluye actuaciones para la atención, la asistencia y la animación.

Además, en un centro sociosanitario de estas características pueden ser desarrollados programas específicos para personas con deterioro cognitivo o incluir una unidad de cuidados paliativos para la atención de pacientes terminales.

⇨ **Unidades de estancia diurna**

Donde se atiende a pacientes durante una parte del día, con idénticos servicios y programas de intervención que los comprendidos en el servicio de atención residencial. Son un apoyo a los cuidadores informales, es decir, a las personas que cuidan en casa a familiares en situación de dependencia.

⇨ **Servicios de centro de día y de noche de atención especializada**

Que ofrecen tratamientos adecuados a peculiaridades de la edad y necesidades de apoyo intermitente, limitado, extenso o generalizado de las personas en situación de dependencia.

5.   La importancia del autocuidado del cuidador

5.1.   Autocuidado

Los cuidados que nos proveemos a nosotros mismos son tan importantes como los cuidados que nuestro familiar necesita. De hecho, cuidar de nosotros mismos es la mejor manera de estar preparado y obtener y mejorar nuestras capacidades para cuidar apropiadamente de las necesidades de nuestro familiar. A cuidar de nosotros mismos es a lo que llamamos el autocuidado.

5.2.   ¿Qué hacer para cuidarse?

Existen varios síntomas que son indicadores de que el cuidador familiar no se está cuidando lo suficiente y que debe prestar más atención a sus propias necesidades.

⇨ Agotamiento físico.

⇨ Insomnio.

⇨ Aislamiento parcial.

⇨ Pérdida de interés por las aficiones habituales.

⇨ Consumo excesivo de bebidas alcohólicas.

⇨ Irritabilidad, cambios bruscos de humor.

⇨ Problemas físicos (palpitaciones, temblor de manos, molestias digestivas).

⇨ Ansiedad.

5.2.1. ¿Qué hacer para cuidarse?

Conseguir información sobre la enfermedad:

⇨ Médica (diagnóstico, tratamientos, evolución, pronóstico).

⇨ Psicológica (aspectos emocionales, intelectuales).

⇨ Jurídica (aspectos legales).

⇨ Social (recursos disponibles en la comunidad).

Compartir, comunicar sentimientos con otras personas que estén en una situación similar:

⇨ Expresarlos.

⇨ Identificarlos.

⇨ Compararlos.

⇨ Entenderlos.

Cuidar la propia salud:

⇨ Comer sano.

⇨ Hacer ejercicio.

⇨ Descansar.

⇨ Quedar con los amigos, evitar el aislamiento.

⇨ Practicar las aficiones habituales o buscar nuevas aficiones.

⇨ No olvidar las propias necesidades.

5.3. Evitar los pensamientos erróneos

Según el portal cruzroja.es/sercuidadora el autocuidado nos permitirá:

⇨ Encontrarnos en mejor disposición física y mental para realizar las tareas del cuidado.

⇨ Tener fortaleza y capacidad para afrontar los muchos problemas que supone cuidar a un familiar.

⇨ Realizar los esfuerzos físicos y emocionales que precisan algunas tareas.

⇨ Tener sensación de control de nuestra vida y realidad cotidiana.

⇨ Tener elevadas dotes resolutivas.

⇨ Mantener un estado de serenidad y bienestar en todo momento.

Sin embargo, es posible que encontremos muchas barreras para cuidar de nosotros mismos. Uno de los principales obstáculos serán las creencias o pensamientos erróneos. Vamos a ver, según el portal cruzroja.es/sercuidadora, qué pensamientos erróneos podemos tener y por qué son erróneos:

Estos son algunos de los pensamientos equivocados que podrán aparecer durante los cuidados con respecto a cuidar de nosotros mismos:

⇨ Es egoísta cuidar de mí mismo y atender mis necesidades.

⇨ No me hace falta pedir ayuda. Yo puedo con todo.

⇨ Yo soy el único responsable del bienestar de mi familiar con dependencia.

⇨ Si yo no hago las tareas que hay que hacer, nadie las hará.

⇨ Nadie cuida tan bien de mi familiar como yo mismo.

Estos pensamientos son erróneos e inadecuados por los siguientes motivos:

⇨ No es egoísta cuidar de uno mismo. Cuidarse significa también cuidar mejor a nuestro familiar y no comprometer nuestro futuro a las consecuencias problemáticas que implican las tareas propias de los cuidadores.

⇨ El cuidador principal no tiene por qué enfrentarse solo a todos los problemas que aparecerán como consecuencia de los cuidados al familiar. Nadie es un superhombre o supermujer y toda la ayuda que podamos aprovechar solo conllevará beneficios para todos los implicados en un contexto de cuidados.

⇨ Una carga excesiva de responsabilidades no es saludable ni asumible a largo plazo. Distribuir las responsabilidades sobre todos los aspectos que implica cuidar a un familiar es necesario y positivo.

⇨ A buen seguro el bienestar de su familiar en situación de dependencia le importa a mucha gente. Seguramente, estas personas estén felices de ayudarle en los cuidados y sentirse también protagonistas del bienestar de su familiar.

 Evaluar nuestros pensamientos y creencias y confrontarlos con la realidad puede ser una buena herramienta para comprobar si estamos en la mejor situación para abordar el cuidar de nuestro familiar y de nosotros mismos.

5.4. Consejos prácticos para una vida plena

⇨ Hacer un balance entre las necesidades del cuidado familiar y de la persona en situación de dependencia.

⇨ Conocer los propios límites como cuidador familiar y mantenerlos.

⇨ Recordar que nadie es perfecto. Hacer las cosas lo mejor que uno puede es lo máximo a lo que puede aspirarse.

⇨ Olvidar el sentido de culpabilidad.

⇨ Pedir ayuda siempre que se necesite. No esperar a que surja de forma espontánea.

⇨ No caer en la negativa de la persona en situación de dependencia a ser atendida por otras personas.

⇨ Buscar otras personas con las que la persona en situación de dependencia conecte bien y se sienta a gusto para poder disponer de ayuda o sustitución.

⇨ Potenciar las capacidades de las personas en situación de dependencia y pedir su colaboración en el máximo de tareas posibles.

⇨ Cuidar el estado físico y mental. Hacer ejercicio y dedicar un tiempo a las aficiones.

⇨ Buscar formas de desconectar de los problemas.

⇨ Ausentarse del núcleo de dependencia durante unos días, con una periodicidad fija.

⇨ Mantener las relaciones de amistad con personas externas al núcleo de dependencia. Si es posible, ampliarlas.

⇨ Relacionar el núcleo social de ambos en actividades concretas. Esto supondrá ampliar el círculo de los dos.

⇨ Potenciar que la persona en situación de dependencia no abandone sus amistades e incluso pueda crear nuevas relaciones.

⇨ Compartir preocupaciones y hablar con normalidad de la situación de dependencia que se vive con la persona afectada.

⇨ Preguntar cualquier duda que pueda surgir a los especialistas correspondientes.

⇨ Estar muy informado a través de asociaciones o medios de comunicación sobre situaciones similares, e informar a la persona en situación de dependencia.

⇨ Aplicar el sentido del humor en todas las situaciones e intentar contagiarlo.

⇨ Utilizar la imaginación como arma potente para superar problemas. Existen distintos medios para llegar a un mismo fin.

⇨ Mantener una actitud positiva pero realista, sin caer en fantasías ni pesimismos.

⇨ Proporcionar cariño, respeto y dignidad a la persona en situación de dependencia.

⇨ Conseguir cariño, respeto y dignidad de la persona en situación de dependencia y de su círculo personal.

⇨ Buscar apoyo en los recursos que la administración pública ofrece.

6. Las visitas

Las visitas son importantes para las personas con Alzheimer. Los enfermos no siempre pueden reconocer a los visitantes, pero muchas veces disfrutan de la compañía.

Las visitas frecuentes y las interacciones con el enfermo pueden tener un impacto emocional duradero en la calidad de vida del paciente y el bienestar subjetivo.

Beneficios de las visitas:

⇨ Se sienten conectados en el contexto.

⇨ Permite un momento de respiro y relajación al cuidador, aliviando así su soledad a la vez que se le muestra apoyo.

⇨ Los sentimientos positivos y las emociones del encuentro mejoran el estado de ánimo en ambos.

⇨ Afloran sentimientos y emociones positivas en el enfermo que duran mucho más que la propia visita.

⇨ Aunque no recuerde, puede disfrutar de la visita, el contacto y la relación con los visitantes.

⇨ Puede ser un momento significativo y agradable, emotivo, que reduzca la intranquilidad y la ansiedad del enfermo.

⇨ Las reminiscencias y los viejos recuerdos pueden manifestarse en relación con el visitante y su relación pasada con el enfermo y la familia.

Consejos a tener en cuenta cuando se visita a un enfermo de Alzheimer:

⇨ Tener contacto visual.

⇨ Encontrar un lugar tranquilo y cómodo para pasar tiempo juntos.

⇨ Mantener visitas sencillas. No abrumar a la persona con demasiadas tareas, actividades o con mucha gente.

⇨ Si el enfermo está enfadado o molesto, no tomárselo como algo personal. Cuando una persona está teniendo una reacción desagradable a algo, puede estar tratando de comunicar una necesidad insatisfecha.

⇨ Flexibilidad. Lo que funcionó una vez puede que no funcione ahora.

⇨ Mantener la calma y la sonrisa. Ofrecer tranquilidad y amor.

 Puede que en algún momento no sea capaz de reconocer a familiares o amigos, pero disfrutará de la compañía y el afecto.

7. Hábitos y rutinas

Hay que procurar fomentar su autonomía y potenciar al máximo las capacidades cognitivas que aún estén preservadas. Para ello, es clave establecer unas rutinas cotidianas, que faciliten la fluidez en la secuencia de actividades (por ejemplo: tras desayunar, lavarse, luego vestirse, salir a pasear...), e implicar a la persona con Alzheimer en aquellas tareas de la casa que aún pueda realizar por sí misma o colaborar en ellas (poner la mesa, tender la ropa...).

Las rutinas y los horarios regulares son un gran aliado para las personas con Alzheimer, ya que facilitan la previsión de lo que va a suceder a lo largo del día. No obstante, no hay que ser excesivamente rígido y optar por cierta flexibilidad si la persona se muestra inquieta en exceso y se niega a cooperar.

Es recomendable procurar mantener los hábitos que la persona tenía antes de la aparición del Alzheimer (por ejemplo, si se afeitaba antes o después de la ducha o si le gustaba ducharse por la tarde o por la mañana).

 Simplificar las actividades de la vida diaria, dar tiempo, ser flexible o mantener rutinas y hábitos son algunas pautas que pueden facilitar el día a día de la persona con Alzheimer. La empatía, la paciencia y el cariño por parte de quien la cuida son siempre actitudes que la ayudarán en su vida cotidiana.

8. Espacio físico

Los familiares de una persona con Alzheimer pueden tomar ciertas medidas para que el espacio físico en el que se mueven, su hogar, sea lo más seguro posible. La eliminación de peligros y la inclusión de dispositivos de seguridad en el hogar ayudan a que la persona tenga más libertad de desplazarse de forma independiente y segura.

Recomendaciones:

⇨ Si existen escaleras, hay que asegurarse que haya por lo menos un pasamanos. Es conveniente colocar franjas de seguridad antideslizantes en los peldaños, o bien, marcar los bordes con cinta adhesiva de colores brillantes, a fin de que sean más visibles.

⇨ Insertar enchufes de seguridad en las tomas de corriente que no se estén usando y considerar el uso de cierres de seguridad para las puertas.

⇨ Despejar el paso guardando cualquier artículo que no se esté usando y eliminar alfombras pequeñas, cables eléctricos y otros artículos con los que la persona podría tropezarse.

⇨ Asegurarse de que haya una buena iluminación en toda la casa.

⇨ Eliminar o guardar bajo llave productos de limpieza.

En términos generales, un hogar accesible y funcional debería aportar:

⇨ Seguridad, eliminando los elementos de riesgo.

⇨ Sencillez, procurando que los elementos que formen parte del día a día sean familiares para la persona y de manejo sencillo.

⇨ Estabilidad, minimizando el cambio injustificado de tales elementos.

9. La Ley de Dependencia

9.1. Normativa relacionada con la discapacidad y la dependencia

En España la Ley 39/2006, de 14 de diciembre, de Promoción de la Autonomía Personal y Atención a las personas en situación de dependencia, crea un nuevo derecho subjetivo de la ciudadanía en el Estado español: el derecho de las personas que no pueden valerse por sí mismas, en particular, personas mayores y personas con discapacidad, a recibir la atención necesaria por parte de los poderes públicos.

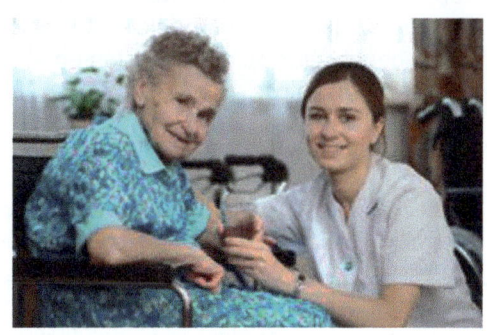

La atención a las personas en situación de dependencia y la promoción de su autonomía personal constituye uno de los principales retos de la política social de los países desarrollados. El reto no es otro que atender las necesidades de aquellas personas que, por encontrarse en situación de especial vulnerabilidad, requieren apoyos para desarrollar las actividades esenciales de la vida diaria, alcanzar una mayor autonomía personal y poder ejercer plenamente sus derechos de ciudadanía.

En el 2002 la Unión Europea decidió tres criterios que debían regir las políticas de dependencia de los Estados miembros: universalidad, alta calidad y sostenibilidad en el tiempo de los sistemas que se implanten.

En España, los cambios demográficos y sociales están produciendo un incremento progresivo de la población en situación de dependencia, por lo que la atención a este colectivo es un reto ineludible para los poderes públicos. No hay que olvidar que, hasta ahora, han sido las familias, y en especial las mujeres, las que han asumido el cuidado de las personas dependientes, constituyendo lo que ha dado en llamarse el apoyo informal. Los cambios en el modelo de familia y la incorporación progresiva de casi tres millones de mujeres, en la última década, al mercado de trabajo introducen nuevos factores en esta situación que hacen imprescindible una revisión del sistema tradicional de atención para asegurar una adecuada capacidad de prestación de cuidados a aquellas personas que los necesitan.

La Constitución, en sus artículos 49 y 50, se refiere a la atención a personas con discapacidad y personas mayores y a un sistema de servicios sociales promovido por los poderes públicos para el bienestar de los ciudadanos. En desarrollo de las previsiones constitucionales, las necesidades de las personas mayores, y en general de los afectados por situaciones de dependencia, han sido atendidas hasta ahora, por las Administraciones Públicas, fundamentalmente, desde los ámbitos autonómico y local, y en el marco del Plan Concertado de Prestaciones Básicas de Servicios Sociales, en el que participa también la Administración General del Estado y dentro del ámbito estatal, los Planes de Acción para las Personas con Discapacidad y para Personas Mayores. Por otra parte, el sistema de Seguridad Social ha venido asumiendo algunos elementos de atención, tanto en la asistencia a personas mayores como en situaciones vinculadas a la discapacidad.

La Ley 39/2006 regula las condiciones básicas de promoción de la autonomía personal y de atención a las personas en situación de dependencia mediante la creación de un Sistema para la Autonomía y Atención a la Dependencia (SAAD), con la colaboración y participación de todas las Administraciones Públicas. Se configura un derecho subjetivo que se fundamenta en los principios de universalidad, equidad y accesibilidad, desarrollando un modelo de atención integral al ciudadano, al que se reconoce como beneficiario su participación en el Sistema y que administrativamente se organiza en tres niveles.

La Ley establece un nivel mínimo de protección, definido y garantizado financieramente por la Administración General del Estado. Asimismo, como un segundo nivel de protección, la Ley contempla un régimen de cooperación y financiación entre la Administración General del Estado y las Comunidades Autónomas mediante convenios para el desarrollo y aplicación de las demás prestaciones y servicios que se contemplan en la Ley. Finalmente, las Comunidades Autónomas podrán desarrollar, si así lo estiman oportuno, un tercer nivel adicional de protección a los ciudadanos.

En este sentido, la competencia exclusiva del Estado para la regulación de las condiciones básicas que garanticen la igualdad de todos los españoles en el ejercicio de los derechos y en el cumplimiento de los deberes constitucionales (artículo 149.1 de la Constitución) justifica la regulación, por parte de esta Ley, de las condiciones básicas de promoción de la autonomía personal y de atención a las personas en situación de dependencia mediante la creación de un Sistema para la Autonomía y Atención a la Dependencia con la colaboración y participación de todas las Administraciones Públicas, y con pleno respeto de las competencias que las mismas hayan asumido en materia de asistencia social en desarrollo del artículo 148.1.20 de la Constitución.

9.2. Principios

Esta Ley se inspira en los siguientes principios:

a) El carácter público de las prestaciones del Sistema para la Autonomía y Atención a la Dependencia.

b) La universalidad en el acceso de todas las personas en situación de dependencia, en condiciones de igualdad efectiva y no discriminación, en los términos establecidos en esta Ley.

c) La atención a las personas en situación de dependencia de forma integral e integrada.

d) La transversalidad de las políticas de atención a las personas en situación de dependencia.

e) La valoración de las necesidades de las personas, atendiendo a criterios de equidad para garantizar la igualdad real.

f) La personalización de la atención, teniendo en cuenta de manera especial la situación de quienes requieren de mayor acción positiva como consecuencia de tener mayor grado de discriminación o menor igualdad de oportunidades.

g) El establecimiento de las medidas adecuadas de prevención, rehabilitación, estímulo social y mental.

h) La promoción de las condiciones precisas para que las personas en situación de dependencia puedan llevar una vida con el mayor grado de autonomía posible.

i) La permanencia de las personas en situación de dependencia, siempre que sea posible, en el entorno en el que desarrollan su vida.

j) La calidad, sostenibilidad y accesibilidad de los servicios de atención a las personas en situación de dependencia.

k) La participación de las personas en situación de dependencia y, en su caso, de sus familias y entidades que les representen en los términos previstos en esta Ley.

l) La colaboración de los servicios sociales y sanitarios en la prestación de los servicios a los usuarios del Sistema para la Autonomía y Atención a la Dependencia que se establecen en la presente Ley y en las correspondientes normas de las Comunidades Autónomas y las aplicables a las Entidades Locales.

m) La participación de la iniciativa privada en los servicios y prestaciones de promoción de la autonomía personal y atención a la situación de dependencia.

n) La participación del tercer sector en los servicios y prestaciones de promoción de la autonomía personal y atención a la situación de dependencia.

o) La cooperación interadministrativa.

p) La integración de las prestaciones establecidas en esta Ley en las redes de servicios sociales de las Comunidades Autónomas, en el ámbito de las competencias que tienen asumidas, y el reconocimiento y garantía de su oferta mediante centros y servicios públicos o privados concertados.

q) La inclusión de la perspectiva de género, teniendo en cuenta las distintas necesidades de mujeres y hombres.

r) Las personas en situación de gran dependencia serán atendidas de manera preferente.

9.3. Los colectivos en situación de dependencia

Cuando se habla de dependencia, es frecuente asociarlo con la imagen de una persona anciana, sin embargo, no es así, ya que tanto las personas con discapacidad como las personas enfermas pertenecen a este colectivo puesto que son circunstancias que también originan una pérdida de autonomía.

Veamos, a continuación, los colectivos en situación de dependencia:

⇨ **Personas mayores**

- La edad conlleva el deterioro del organismo, generándose estados de dependencia.

- La persona va perdiendo progresivamente su autonomía personal.

- El deterioro físico es más evidente, aunque también se produce a nivel cognitivo o mental.

- En España, es considerable el crecimiento de la población mayor de 65 años.

⇨ **Personas con discapacidad**

Estas personas presentan limitaciones en su capacidad para desarrollar determinadas actividades y funciones.

Estas limitaciones están originadas por deficiencias en el organismo a nivel:

- Sensorial.

- Físico.

- Mental.

⇨ **Personas enfermas**

El padecimiento de una enfermedad también supone la presencia de limitaciones, pues los problemas de salud producen grados de incapacidad con significativos impactos sobre el funcionamiento de la persona a la hora de desenvolverse en la vida diaria.

Dentro de este grupo de personas, se hará especial hincapié en las enferme-dades crónicas, es decir, aquellas con las que debe convivir el individuo que las padece durante toda la vida.

Dentro de este colectivo, es muy importante los que padecen una enfermedad mental, ya que puede ser muy invalidante.

Las personas dependientes tienen en común su necesidad de otras personas para seguir adaptándose a las demandas de la vida cotidiana. Estas personas ven disminuida, en mayor o menor grado, su autonomía personal, esto es su capacidad para realizar de forma independiente las actividades de la vida diaria.

Reconocida la importancia que tiene para toda persona mantener en su vida un grado adecuado de autonomía personal o, lo que es lo mismo, de control sobre las circunstancias de su vivir cotidiano, es lógico que la pérdida de la capaci-dad para llevar a cabo las actividades cotidianas esenciales es una situación que afecta enormemente al bienestar integral no solo de la persona sino también de quienes la rodean, tanto por las implicaciones que tiene para ellos mismos como al observar el declive de los seres queridos.

Los efectos de la dependencia sobre las personas y su entorno implican normal-mente estas premisas:

Supone un estado "anormal": la persona que ha vivido de forma autónoma durante toda su vida se ve ahora en una situación de dependencia que afecta de forma negativa a la forma en que se ve y valora a sí mismo, a su autoestima y a su bienestar.

Las necesidades básicas de las personas deben ser satisfechas por las personas más próximas de su entorno, generalmente familiares, a menos que se plan-teen otras posibilidades. Así pues, la prestación del cuidado debe cubrirse por la propia familia, con los cambios que esto implica a todos los niveles (sociales, emocionales, económicos, laborales) asociados al cuidado.

9.4. Conceptos básicos

9.4.1. Definiciones

A efectos de la Ley 39/2006, se entiende por:

⇨ **Autonomía**

Capacidad de controlar, afrontar y tomar, por propia iniciativa, decisiones personales acerca de cómo vivir de acuerdo con las normas y preferencias propias, así como de desarrollar las actividades básicas de la vida diaria.

⇨ **Dependencia**

El estado de carácter permanente en que se encuentran las personas que, por razones derivadas de la edad, la enfermedad o la discapacidad, y ligadas a la falta o a la pérdida de autonomía física, mental, intelectual o sensorial, precisan de la atención de otra u otras personas o ayudas importantes para realizar actividades básicas de la vida diaria o, en el caso de las personas con discapacidad intelectual o enfermedad mental, de otros apoyos para su autonomía personal.

⇨ **Actividades Básicas de la Vida Diaria (ABVD)**

Las tareas más elementales de la persona, que le permiten desenvolverse con un mínimo de autonomía e independencia, tales como: el cuidado personal, las actividades domésticas básicas, la movilidad esencial, reconocer personas y objetos, orientarse, entender y ejecutar órdenes o tareas sencillas.

⇨ **Necesidades de apoyo para la autonomía personal**

Las que requieren las personas que tienen discapacidad intelectual o mental para hacer efectivo un grado satisfactorio de autonomía personal en el seno de la comunidad.

⇨ **Cuidados profesionales**

Los prestados por una institución pública o entidad, con y sin ánimo de lucro, o profesional autónomo entre cuyas finalidades se encuentre la prestación de servicios a personas en situación de dependencia, ya sean en su hogar o en un centro.

⇨ **Cuidados no profesionales**

La atención prestada a personas en situación de dependencia en su domicilio, por personas de la familia o de su entorno, no vinculadas a un servicio de atención profesionalizada.

⇨ **Asistencia personal**

Servicio prestado por un asistente personal que realiza o colabora en tareas de la vida cotidiana de una persona en situación de dependencia, de cara a fomentar su vida independiente, promoviendo y potenciando su autonomía personal.

⇨ **Tercer sector**

Organizaciones de carácter privado surgidas de la iniciativa ciudadana o social, bajo diferentes modalidades que responden a criterios de solidaridad, con fines de interés general y ausencia de ánimo de lucro, que impulsan el reconocimiento y el ejercicio de los derechos sociales.

9.4.2. Actividades de la vida diaria (AVD)

Como ya sabemos, las personas dependientes necesitan ayuda para seguir haciendo una vida normal, para seguir con sus Actividades de la Vida Diaria (AVD).

 Las AVD son aquellas actividades que una persona ha de realizar diariamente para poder vivir de forma autónoma, integrada en su entorno habitual y cumpliendo su rol social.

Clasificación de las AVD:

➪ **Actividades Básicas de la Vida Diaria (ABVD)**

Confieren autonomía a la persona. Están orientadas al cuidado y movilidad propios del individuo. Entre ellas se incluyen:

• Actividades de autocuidado: asearse, vestirse y desnudarse, poder ir solo al servicio, poder quedarse solo durante la noche, comer y beber, etc.

• Actividades de funcionamiento básico físico: desplazarse dentro del hogar; desplazarse fuera del hogar; realizar transferencias corporales (sentarse, tumbarse, ponerse de pie), etc.

• Actividades de funcionamiento básico mental: reconocer personas y objetos; orientarse; entender y ejecutar instrucciones y tareas sencillas; tomar decisiones (para personas con discapacidad mental o intelectual).

Pueden ser medidas con los siguientes instrumentos: escala de Barthel, Oars Scale y escala de Katz.

➪ **Actividades Instrumentales de la Vida Diaria (AIVD)**

Son actividades más complejas que las ABVD y su realización requiere de un mayor nivel de autonomía personal. Se asocian a tareas que implican la capacidad de tomar decisiones e interacciones más difíciles con el medio. Son actividades que permiten a la persona adaptarse a su entorno y mantener una independencia en la comunidad.

En esta categoría se incluyen tareas domésticas (hacer la compra del supermercado, hacer las camas, fregar los platos, etc.); de movilidad (subir escalones, pasear, coger un autobús, un metro o un taxi); de administración del hogar y de la propiedad (hacer papeleos y administrar el propio dinero, etc.); de autocuidado (cortarse las uñas de los pies, ir al médico, etc.).

Se evalúan con la escala de Lawton y la Oars Scale.

⇨ **Actividades Avanzadas de la Vida Diaria (AVDA)**

Se refieren al desarrollo por parte del individuo de actividades que le permiten realizar su papel en la sociedad, tales como participación en redes sociales, actividades de ocio o deportivas, laborales, comunitarias, etc.

Estas actividades promueven el desarrollo de la libertad, la autoridad, la autonomía y la responsabilidad que, en última instancia, son los fundamentos básicos de la capacidad de la autodeterminación.

9.5. Destinatarios

 La dependencia es un derecho subjetivo reconocido por la Ley 39/2006, de 14 de diciembre, Ley de Promoción de la Autonomía Personal y Atención a las personas en situación de dependencia, siendo, a tenor de la Ley, destinatarios de esta protección todas las personas en situación de dependencia, cualquiera que sea el lugar del territorio del Estado español donde residan.

El artículo 2.2 de la Ley califica la dependencia como "el estado de carácter permanente en que se encuentran las personas que, por razones derivadas de la edad, la enfermedad o la discapacidad, y ligadas a la falta o a la pérdida de autonomía física, mental, intelectual o sensorial, precisan de la atención de otra, u otras personas o ayudas importantes, para realizar actividades básicas de la vida diaria o, en el caso de las personas con discapacidad intelectual o enfermedad mental, de otros apoyos para su autonomía personal".

Una vez producido el reconocimiento de su derecho subjetivo de persona dependiente, la aplicación de Ley se realizará en virtud del grado y nivel reconocidos a efectos de la valoración del recurso aplicable.

 En España, los cambios demográficos y sociales están produciendo un incremento progresivo de la población en situación de dependencia. Por una parte, es necesario considerar el importante crecimiento de la población de más de 65 años, que se ha duplicado en los últimos 30 años; a ello hay que añadir el fenómeno demográfico denominado envejecimiento del envejecimiento, es decir, el aumento del colectivo de población con edad superior a 80 años, que se ha duplicado en solo veinte años.

A esta realidad, debe añadirse la dependencia por razones de enfermedad y otras causas de discapacidad o limitación, que se ha incrementado en los últimos años por los cambios producidos en las tasas de supervivencia de determinadas enfermedades crónicas y alteraciones congénitas y, también, por las consecuencias derivadas de los índices de siniestralidad vial y laboral.

Son titulares de los derechos establecidos en la Ley 39/2006 los españoles que cumplan los siguientes requisitos:

⇨ Encontrarse en situación de dependencia en alguno de los grados establecidos.

⇨ Para los menores de 3 años acreditados en situación de dependencia, el SAAD atenderá las necesidades de ayuda a domicilio, prestaciones económicas vinculadas y para cuidados en el entorno familiar.

El Sistema para la Autonomía y Atención a la Dependencia (SAAD) es el conjunto de servicios y prestaciones económicas destinados a la promoción de la autonomía personal, la atención y protección a las personas en situación de dependencia, a través de servicios públicos y privados concertados debidamente acreditados, y contribuye a la mejora de las condiciones de vida de los ciudadanos.

⇨ Residir en territorio español y haberlo hecho durante cinco años, de los cuales dos deberán ser inmediatamente anteriores a la fecha de presentación de la solicitud. Para los menores de cinco años el periodo de residencia se exigirá a quien ejerza su guarda y custodia.

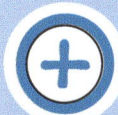

Las personas que, reuniendo los requisitos anteriores, carezcan de la nacionalidad española se regirán por lo establecido en la Ley Orgánica 4/2000, de 11 de enero, sobre Derechos y Libertades de los Extranjeros en España y su Integración Social, en los tratados internacionales y en los convenios que se establezcan con el país de origen. Para los menores que carezcan de la nacionalidad española se estará a lo dispuesto en las leyes del menor vigentes, tanto en el ámbito estatal como en el autonómico, así como en los tratados internacionales.

El Gobierno podrá establecer medidas de protección a favor de los españoles no residentes en España y, previo acuerdo del Consejo Territorial de Servicios Sociales y del Sistema para la Autonomía y Atención a la Dependencia, establecerá las condiciones de acceso al Sistema de Atención a la Dependencia de los emigrantes españoles retornados.

9.6. Reconocimiento del derecho

9.6.1. Procedimiento y revisión

El procedimiento se iniciará a instancia de la persona que pueda estar afectada por algún grado de dependencia o de quien ostente su representación.

El reconocimiento de la situación de dependencia se efectuará mediante resolución expedida por la Administración Autonómica correspondiente a la residencia del solicitante y tendrá validez en todo el territorio del Estado y determinará los servicios o prestaciones que corresponden al solicitante según el grado de dependencia.

El grado de dependencia será revisable, a instancia del interesado, de sus representantes o de oficio por las Administraciones Públicas competentes, por alguna de las siguientes causas:

⇨ Mejoría o empeoramiento de la situación de dependencia.

⇨ Error de diagnóstico o en la aplicación del correspondiente baremo.

Las prestaciones podrán ser modificadas o extinguidas en función de la situación personal del beneficiario, cuando se produzca una variación de cualquiera de los requisitos establecidos para su reconocimiento, o por incumplimiento de las obligaciones reguladas en la presente Ley.

 La percepción de una de las prestaciones económicas previstas en esta Ley deducirá de su cuantía cualquier otra prestación de análoga naturaleza y finalidad establecida en los regímenes públicos de protección social.

9.6.2. Programa individual de atención

En el marco del procedimiento de reconocimiento de la situación de dependencia y las prestaciones correspondientes, los servicios sociales correspondientes del sistema público establecerán un programa individual de atención en el que se determinarán las modalidades de intervención más adecuadas a sus necesidades de entre los servicios y prestaciones económicas previstos en la resolución para su grado con la participación, previa consulta y, en su caso, elección entre las alternativas propuestas del beneficiario y, en su caso, de su familia o entidades tutelares que le representen.

No obstante lo establecido en el párrafo anterior, la determinación de la prestación económica por cuidados en el entorno familiar corresponderá a la Administración competente, a propuesta de los servicios sociales.

El programa individual de atención será revisado:

⇨ A instancia del interesado y de sus representantes legales.

⇨ De oficio, en la forma que determine y con la periodicidad que prevea la normativa de las Comunidades Autónomas.

⇨ Con motivo del cambio de residencia a otra Comunidad Autónoma.

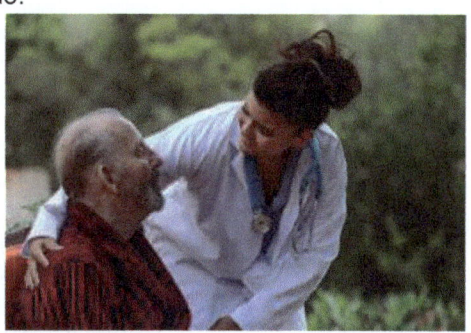

9.7. Relaciones entre las Administraciones y cambios de residencia

La atención a la dependencia es competencia de los tres niveles de la administración española: central, autonómico y local.

El nivel mínimo de protección de la situación de dependencia se garantiza mediante la fijación de una cantidad económica que la Administración General del Estado aporta a la financiación del Sistema para cada una de las personas beneficiarias, según el grado de su dependencia y la prestación reconocida. Los recursos económicos correspondientes se fijan, anualmente, en la Ley de Presupuestos Generales del Estado.

El nivel acordado de financiación depende de los convenios que se celebren entre la Administración General del Estado y la Administración de las Comunidades Autónomas.

El nivel adicional de protección, pueden establecerlo las Comunidades Autónomas con cargo a sus presupuestos en caso de tener fondos disponibles para ello.

En el supuesto de cambio de residencia, la Comunidad Autónoma de destino determinará, en función de su red de servicios y prestaciones, los que correspondan a la persona en situación de dependencia.

La autonomía personal es la capacidad que tiene una persona para tomar decisiones por sí misma y actuar con total libertad, de manera que orienta sus actos y asume el riesgo de su conducta.

La falta de autonomía no solo va a afectar a la persona sino también a su entorno familiar y social al necesitar de un apoyo externo para poder cubrir las demandas del medio físico y social. En este caso se puede decir que la persona presenta dependencia. La autonomía se ve favorecida mediante la adquisición de hábitos.

La motivación que tenga el enfermo va a ser fundamental para encontrar sus hábitos de autonomía personal.

Los cuidados que nos proveemos a nosotros mismos son tan importantes como los cuidados que nuestro familiar necesita. De hecho, cuidar de nosotros mismos es la mejor manera de estar preparado y obtener y mejorar nuestras capacidades para cuidar apropiadamente de las necesidades de nuestro familiar.

Las visitas frecuentes y las interacciones con el enfermo pueden tener un impacto emocional duradero en la calidad de vida del paciente y el bienestar subjetivo.

Simplificar las actividades de la vida diaria, dar tiempo, ser flexible o mantener rutinas y hábitos son algunas pautas que pueden facilitar el día a día de la persona con Alzheimer.

Un hogar accesible y funcional debería aportar seguridad, sencillez y estabilidad.

En España la Ley 39/2006, de 14 de diciembre, de Promoción de la Autonomía Personal y Atención a las personas en situación de dependencia, crea un nuevo derecho subjetivo de la ciudadanía en el Estado español: el derecho de las personas que no pueden valerse por sí mismas, en particular, personas mayores y personas con discapacidad, a recibir la atención necesaria por parte de los poderes públicos.

GLOSARIO

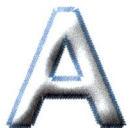

Accidente cerebrovascular (AVC)

Proceso patológico en el que se produce una interferencia en el riego sanguíneo cerebral, por la afectación de uno o más vasos cerebrales, lo que va a provocar una reducción general o local del aporte sanguíneo. El tejido cerebral se ve desprovisto de sangre y oxígeno, sufre una isquemia, una necrosis o un infarto cerebral.

Acompañamiento

Servicio asistencial promovido desde instancias públicas u organizaciones de voluntariado, para ofrecer compañía a personas que por razón de edad o discapacidad están marginados y en soledad.

Actividades Básicas de la Vida Diaria (ABVD)

Las tareas más elementales de la persona, que le permiten desenvolverse con un mínimo de autonomía e independencia, tales como el cuidado personal, las actividades domésticas básicas, la movilidad esencial, reconocer personas y objetos, orientarse, entender y ejecutar órdenes o tareas sencillas.

Actividades instrumentales de la vida diaria

Son actividades más complejas que las ABVD, y su realización requiere de un mayor nivel de autonomía personal. Se asocian a tareas que implican la capacidad de tomar decisiones e implican interacciones más difíciles con el medio. En esta categoría se incluyen tareas domésticas, de movilidad, de administración del hogar y de la propiedad, como poder utilizar el teléfono, acordarse de tomar la medicación, cortarse las uñas de los pies, una serie de escalones, coger un autobús, un metro o un taxi, preparar la propia comida, comprar lo que se necesita para vivir, realizar actividades domésticas básicas (fregar los platos, hacer la cama, etc.), poder pasear, ir al médico, hacer papeleos y administrar el propio dinero, entre otras.

Afasia

Incapacidad para expresarse por medio del lenguaje oral o escrito, o entender las palabras que se le dirigen.

Ansiedad

Estado de activación del sistema nervioso central por el que el organismo se prepara para dar una respuesta normal a estímulos externos potencialmente peligrosos. Cuando dicha respuesta es desproporcionada en intensidad y/o duración, se denomina ansiedad patológica.

Apraxia

Es el deterioro de la capacidad para llevar a cabo actividades motoras.

Asistencia sociosanitaria

Comprende el conjunto de cuidados destinados a aquellos enfermos, generalmente crónicos, que por sus especiales características pueden beneficiarse de la actuación simultánea y sinérgica de los servicios sanitarios y sociales para aumentar su autonomía, paliar sus limitaciones o sufrimientos y facilitar su reinserción social.

Autonomía

La capacidad de controlar, afrontar y tomar por propia iniciativa, decisiones personales acerca de cómo vivir de acuerdo con las normas y preferencias propias, así como de desarrollar las actividades básicas de la vida diaria.

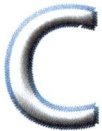

Capacidad real

Se identifica como las capacidades objetivadas que se observan en los ancianos una vez que se han utilizado instrumentos de valoración adaptados al grupo poblacional de mayores. Esta valoración controla las preconcepciones o ideas negativas que se tienen respecto a las capacidades que pueden tener las personas mayores.

Centros de rehabilitación

Constituyen un conjunto muy variado de recursos, tanto dentro del Sistema Nacional de Salud (rehabilitación hospitalaria, centros de salud mental, etc.), como en el ámbito de los servicios sociales (rehabilitación profesional en el sector de las Mutuas Patronales y en el sector de las entidades sin fin de lucro, atención precoz, rehabilitación logopédica, etc.).

Centros ocupacionales

Tienen como finalidad asegurar los servicios de terapia ocupacional y de ajuste personal y social a las personas con discapacidad y enfermos mentales cuya acusada discapacidad temporal o permanente les impida su integración en una empresa o en un Centro Especial de Empleo. La importancia de este tipo de centros estriba en el destacado papel que juegan en la normalización de determinadas personas con discapacidad física o intelectual, así como en enfermos mentales.

Centros residenciales

El servicio de atención residencial ofrece, desde un enfoque biopsicosocial, servicios continuados de carácter personal y sanitario. La estancia en estos puede tener carácter permanente, cuando el centro residencial se convierta en la residencia habitual de la persona, o temporal, cuando se atiendan estancias temporales de convalecencia o durante vacaciones, fines de semana y enfermedades o periodos de descanso de los cuidadores no profesionales.

Cuidadores

Individuos que proporcionan los servicios necesarios para el cuidado de otros en sus actividades cotidianas, y para que mantengan el rendimiento en el trabajo, en la educación o en otras situaciones de la vida. Su actuación se financia mediante fondos públicos o privados, o bien actúan como voluntarios, como es el caso de los que proporcionan apoyo en el cuidado y mantenimiento de la casa, asistentes personales, asistentes para el transporte, ayuda pagada, niñeras y otras personas que actúen como cuidadores.

Cuidados crónicos

Son los dispensados durante largo tiempo, y en los que la perspectiva de cierto grado de recuperación o al menos de mantenimiento de la funcionalidad se sigue preservando.

Cuidados no profesionales

La atención prestada a personas en situación de dependencia en su domicilio, por personas de la familia o de su entorno, no vinculadas a un servicio de atención personalizada.

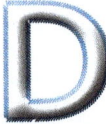

Deambulación

Andar, caminar sin dirección determinada. En términos sanitarios, se emplea para definir situaciones de no reposo.

Deficiencia

Es la anormalidad o pérdida de una estructura corporal o de una función fisiológica. Las funciones fisiológicas incluyen las funciones mentales.

Delirio

Síndrome mental en el que se produce una distorsión de relación entre una persona y el mundo exterior, por la presencia de ideas a las que se adhiere con total convicción. Suele ser transitorio, de aparición brusca y de causa orgánica.

Demencia

Estado clínico caracterizado por una pérdida de funciones cognitivas que es capaz de afectar las actividades funcionales del paciente de forma suficientemente significativa como para interferir con su vida social o laboral normal.

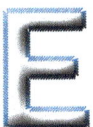

Enfermedad de Alzheimer

Enfermedad progresiva neurodegenerativa caracterizada por la pérdida de función y muerte de las células nerviosas en diversas áreas del cerebro, lo que lleva a una pérdida de funciones mentales como la memoria y el aprendizaje. La enfermedad de Alzheimer es la causa más común de la demencia.

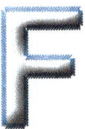

Fisioterapia

Uso de las fuerzas naturales, ejercicio, luz, calor, aire, agua, en el tratamiento de los procesos patológicos.

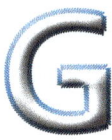

Gimnasia respiratoria

Programa de ejercicios fisioterápicos encaminados a incentivar la respiración diafragmática.

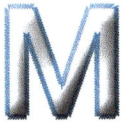

Multidisciplinar

Se entiende como la participación de diferentes profesionales en la resolución de los problemas de un paciente.

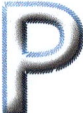

Parálisis

Pérdida de movimiento de una o más partes del cuerpo.

Presión arterial

Presión de la sangre dentro de las arterias.

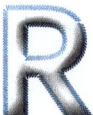

Rehabilitación

Entrenamiento o capacidad por la que se obtiene un nivel de ejecución o respuesta similar a uno anterior de referencia.

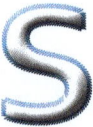

Soporte vital básico y avanzado

Conjunto de técnicas que tienen por objeto mantener, restablecer y estabilizar las funciones respiratorias y cardiovasculares del paciente.

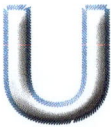

Úlceras

Solución de continuidad con pérdida de sustancia, debida a un proceso necrótico con escasa o nula tendencia a la cicatrización.

BIBLIOGRAFÍA Y WEBGRAFÍA

Bibliografía

A continuación, relacionamos una serie de manuales que consideramos interesantes como bibliografía relacionada con el temario:

- GONZÁLEZ RODRÍGUEZ, B., y MUÑOZ MARRÓN, E., *Estimulación de la memoria en personas mayores*, Editorial Síntesis, Gerontología, 2008.

- Libro Blanco de la Dependencia, Ministerio de Trabajo y Asuntos Sociales, Madrid, IMSERSO, 2004.

- ÁLVAREZ GONZÁLEZ, MIGUEL A., *Memoria de las personas mayores. Estrategias para la intervención*, Escuela de Gestión Sanitaria, S.L., 2008.

- MAYÁN SANTOS, M., y otros., *Mente activa*, Madrid, Ediciones Pirámides, 2008.

- ÁLVAREZ GONZÁLEZ, MIGUEL A., y otro, *Geriatría y Gerontología*, Escuela de Gestión Sanitaria, S.L., 2009.

- Mantenimiento y mejora de las actividades diarias de personas dependientes en instituciones, Editorial Vértice, S.L., 2009.

- Ley 39/2006, de 14 de diciembre, de promoción de la Autonomía personal y Atención a las personas en situación de dependencia. BOE núm. 299, de 15 de diciembre de 2006.

Webgrafía

A continuación, os presentamos una serie enlaces relacionados con el temario:

- **Fundación Alzheimer España:**

  http://www.alzfae.org/

- **Terapia física:**

  http://www.terapia-fisica.com

- **Sanitas:**

  https://www.sanitas.es/